INGRID ROGER

MES PETITES Routines PILATES pour sculpter son corps

MARABOUT

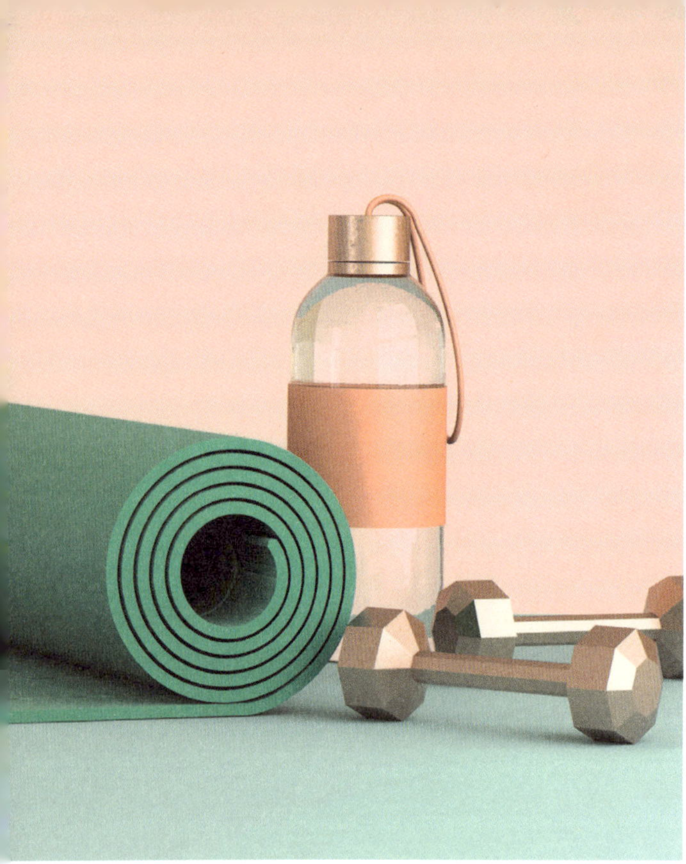

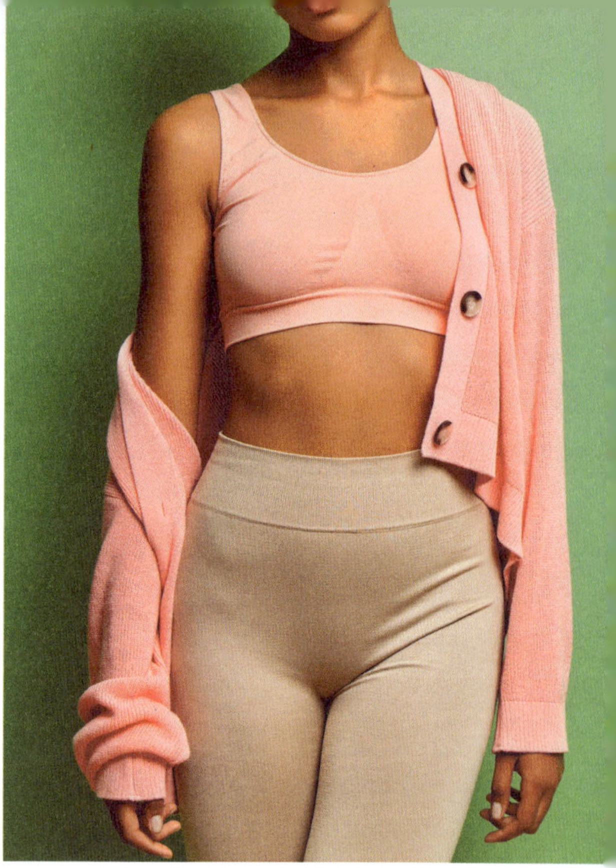

SOMMAIRE

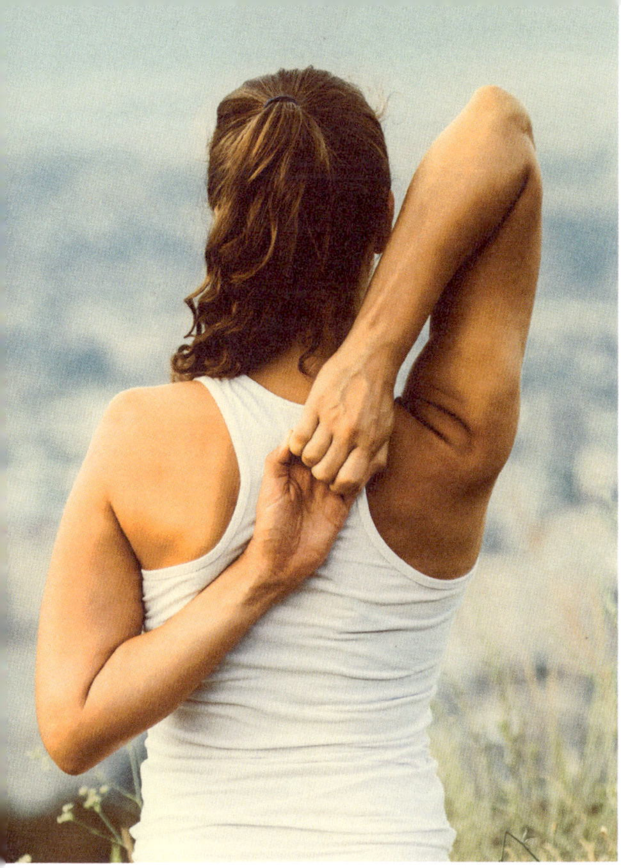

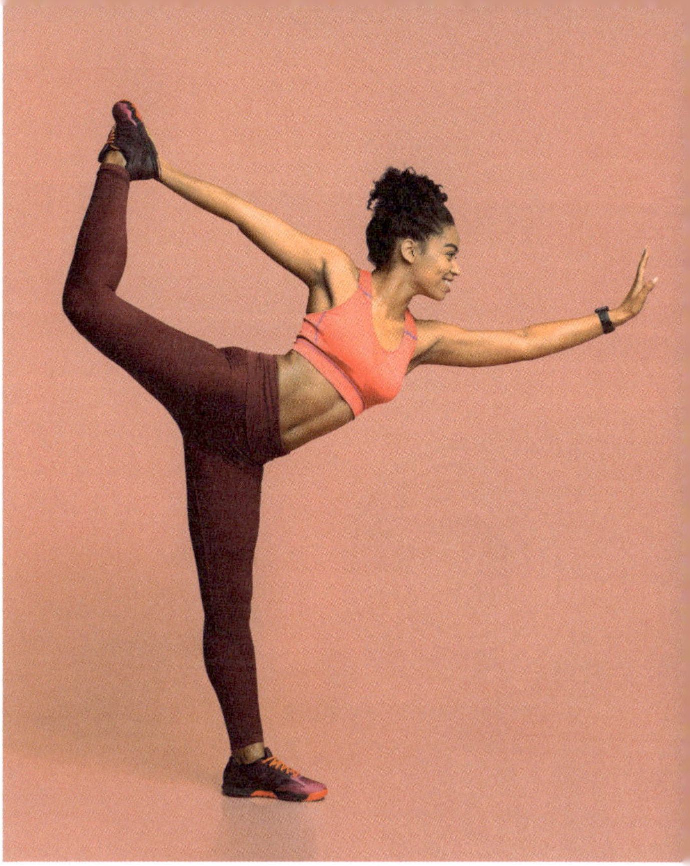

Introduction

POURQUOI SE METTRE AU PILATES ? 6 RAISONS DE SE LANCER

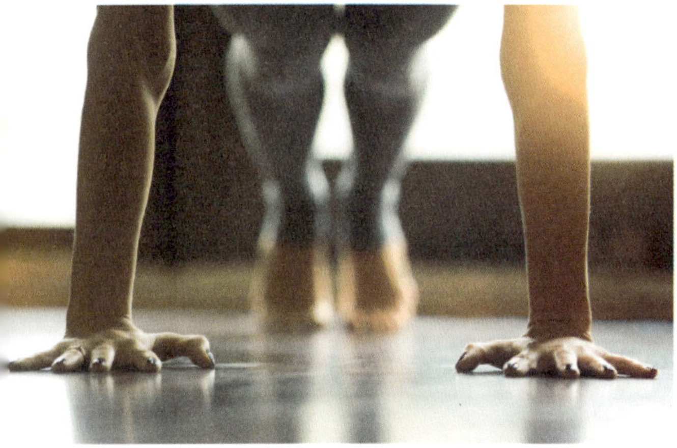

1 Soulage les problèmes de dos

La méthode Pilates est LA gym anti mal de dos par excellence. À la fois doux et sans impact, les exercices se réalisent avec précision et fluidité tout en travaillant en profondeur les muscles du dos.

2 Renforce la ceinture abdominale

Le point commun de tous les exercices de Pilates, c'est l'engagement du centre du corps, c'est-à-dire la couche profonde de vos abdominaux (située entre le périnée et le diaphragme, voir page 30). Une véritable action gainante pour un effet ventre plat.

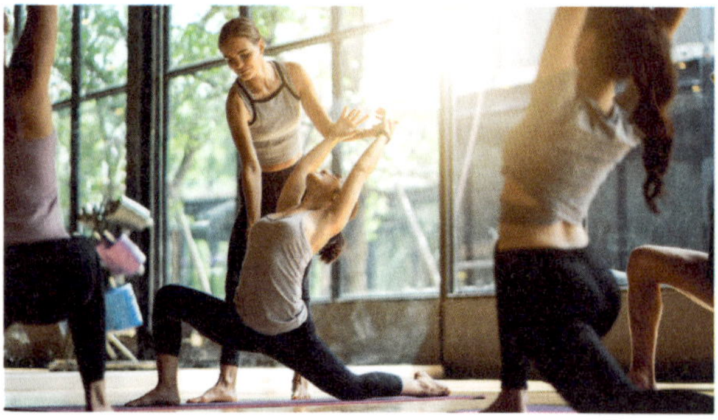

3

Améliore l'équilibre

Les muscles profonds de notre corps, également appelés « muscles posturaux », permettent à nos articulations de rester stables. En les renforçant davantage, vous gagnerez jour après jour en équilibre.

4

Développe la musculature de manière harmonieuse

Les exercices de la méthode Pilates se réalisent au poids de corps et ciblent notre musculature profonde. En quelques séances, vous retrouvez un corps tonique, sans prendre de masse musculaire.

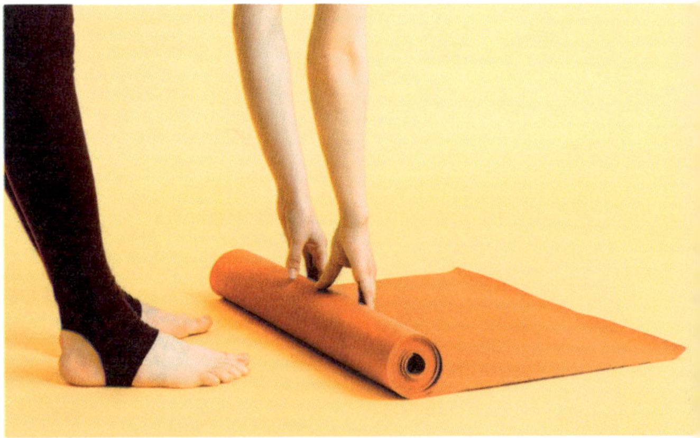

5

Augmente l'amplitude articulaire

Associer renforcement, étirements et mise en mouvement est le trio parfait pour retrouver un corps plus mobile. Vous gagnerez rapidement en amplitude articulaire et en liberté de mouvement.

6

Apprend à mieux contrôler sa respiration

Pour une bonne réalisation de vos exercices, vous devrez prendre conscience de votre respiration. Une habitude bénéfique qui vous accompagnera ensuite dans tous vos gestes du quotidien.

Introduction

LES ORIGINES DU PILATES

Le Pilates, cette gym douce dont tout le monde parle, pratiquée par les plus grandes stars, est aussi une gym qui est difficile à comprendre tant que vous ne l'avez pas testée au moins une fois. Vous avez décidé de prendre soin de vous ? de retrouver force, souplesse et mobilité ? Félicitations ! Vous allez découvrir les bienfaits de la méthode Pilates.

Le Pilates, quésaco ?

Si l'on devait définir le Pilates en quelques mots, on pourrait dire que c'est une gymnastique douce qui vous permettra de cibler vos muscles profonds – les muscles de la posture –, de les renforcer et de prendre davantage conscience de votre corps. C'est donc une gym qui vous musclera de l'intérieur et vous permettra de vous sentir mieux dans votre corps, et ce jour après jour.

À SAVOIR

C'est un Allemand qui est à l'origine de cette méthode, son nom : Joseph Pilates. Lors de la Première Guerre mondiale, il développe sa propre méthode inspirée du yoga et de la musculation pour aider et soigner les soldats blessés au combat. Ce n'est que quelques années plus tard, à New York, qu'il ouvre son studio et démocratise sa méthode alors appelée la « contrology ». La méthode Pilates est désormais présente et plébiscitée partout dans le monde. Elle fait chaque jour de nouveaux adeptes.

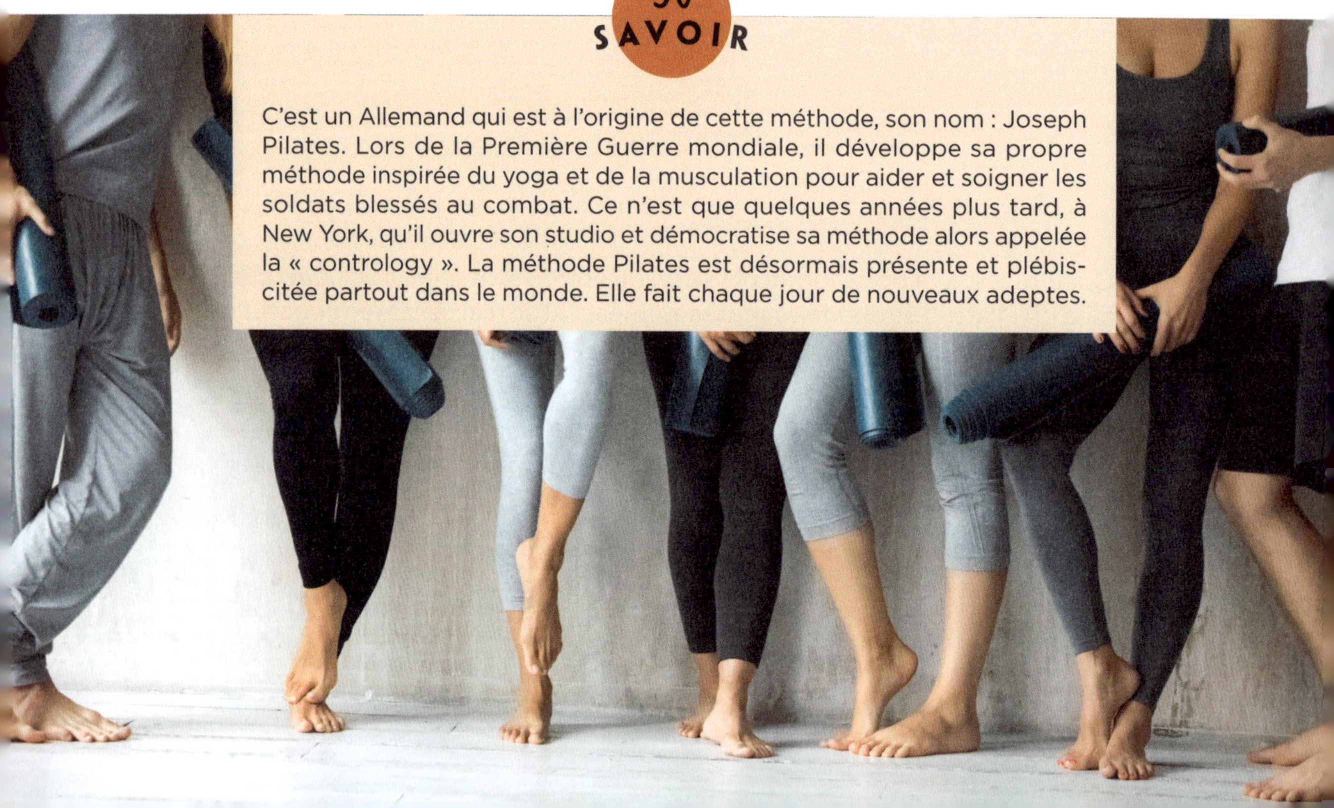

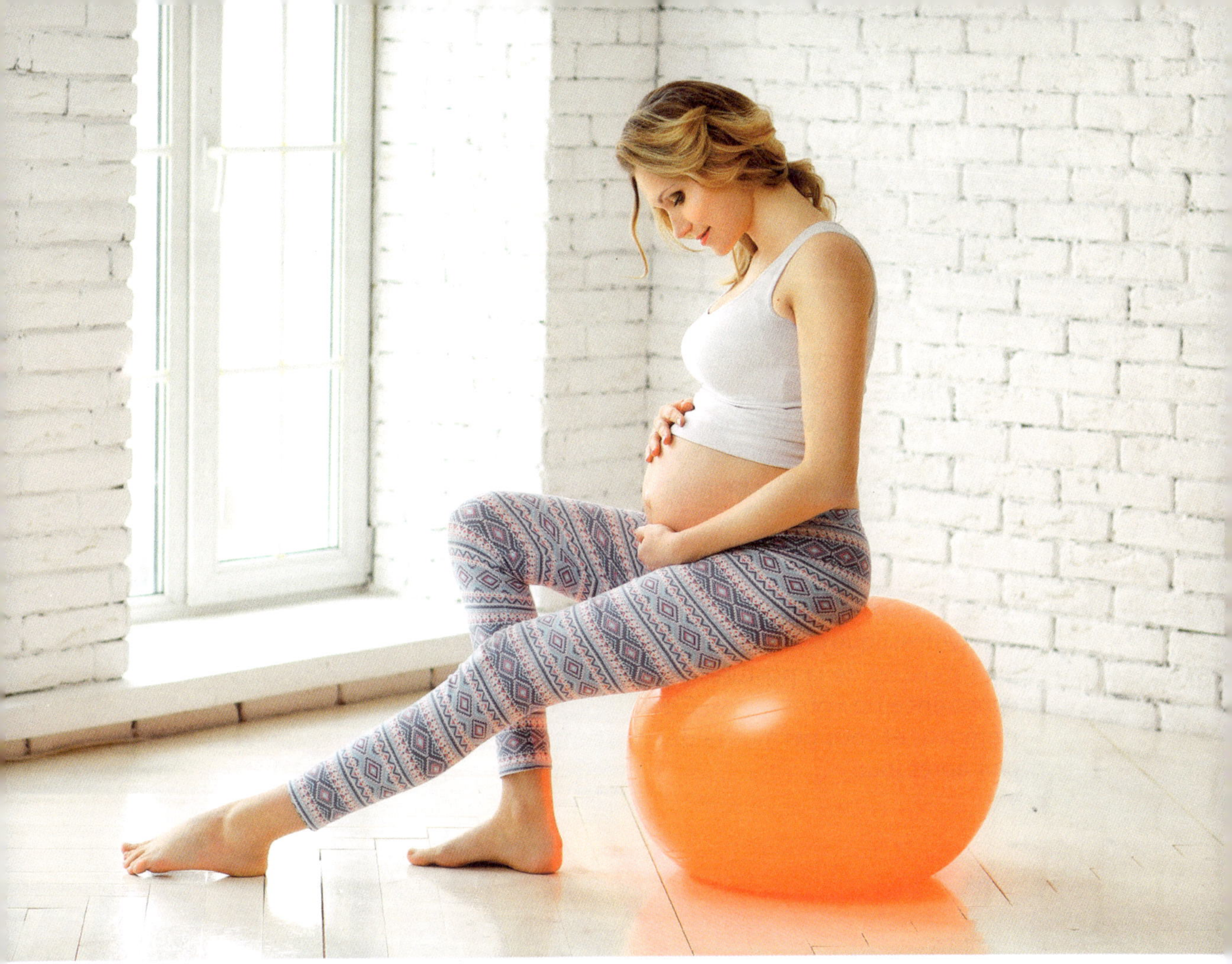

Une méthode accessible à tout le monde

Quels que soient notre forme physique ou notre passif sportif, on peut tous faire du Pilates. Les exercices sont sans impact et se réalisent avec douceur : c'est donc une activité qui n'est pas traumatisante pour vos articulations.

- Le Pilates est adaptable car les exercices sont évolutifs. Que vous soyez débutant ou sportif de haut niveau, chacun pourra en tirer des bénéfices pour sa santé, son bien-être ou tout simplement pour optimiser ses performances.
- C'est une base essentielle pour apprendre à utiliser son corps de manière intelligente et pleinement consciente.

Introduction

PILATES VS YOGA

Il est vrai que l'on retrouve beaucoup de similitudes entre ces deux disciplines. Joseph Pilates s'est beaucoup inspiré des postures de yoga pour développer ses exercices. Pourtant si des ressemblances existent, ces deux pratiques sont totalement différentes dans leur approche.

Aux origines des disciplines

Le yoga est une discipline ancestrale qui a vu le jour en Inde il y a plusieurs milliers d'années, alors que la méthode Pilates a tout juste une centaine d'années et a été créée en Europe, puis développée aux États-Unis. De ce fait, les postures de yoga sont traditionnellement nommées en sanskrit (langue ancienne d'Inde) alors que les exercices de Pilates, eux, sont nommés en anglais.

À SAVOIR

Il existe plusieurs types de respiration en yoga, l'une des plus fréquemment utilisées est la respiration abdominale où l'on inspire et expire par le nez. En Pilates, il n'existe qu'un seul type de respiration : la respiration thoracique – on inspire par le nez et l'on expire par la bouche.

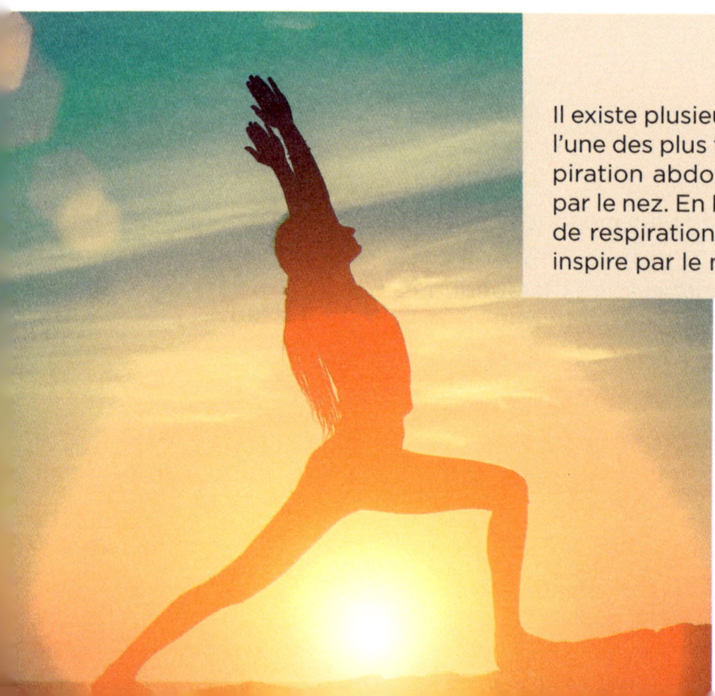

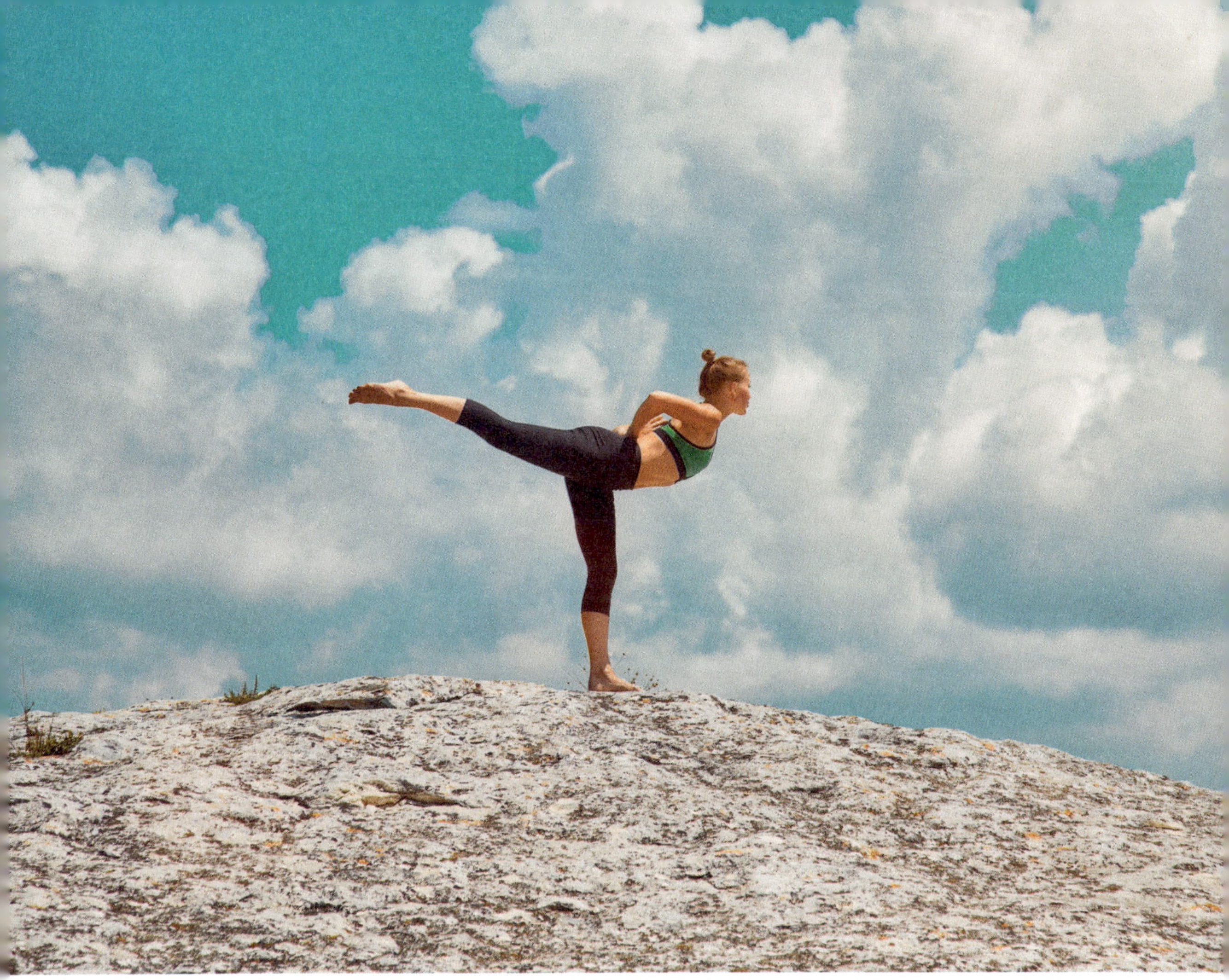

Comment les pratique-t-on ?

Le yoga est un ensemble de pratiques physiques et spirituelles, il existe d'ailleurs plusieurs types de yoga, du plus méditatif, comme le *yoga Nidra*, aux plus dynamiques comme l'*Ashtanga* et le *Vinyasa*. Le Pilates est quant à lui une discipline purement physique, voire thérapeutique. Elle a certes évolué après la mort de Joseph Pilates, mais ses principes restent inchangés. Par ailleurs, lors d'un cours de yoga, les élèves vont enchaîner une série de postures statiques ; en Pilates, c'est un enchaînement d'exercices dynamiques qui sera réalisé.

Introduction

LES 6 GRANDS PRINCIPES DE LA MÉTHODE

Le Pilates, plus qu'un sport, est, comme son nom l'indique, une méthode. Une méthode que vous pourrez appliquer dans chacun de vos gestes, dans chacune de vos activités physiques. C'est une base essentielle pour apprendre à utiliser votre corps de manière intelligente et pleinement consciente.

Le Pilates, une méthode d'optimisation

La méthode Pilates s'articule autour de six grands principes qui vous assureront d'effectuer vos exercices correctement, mais surtout d'obtenir un maximum de résultats. Quels que soient vos objectifs – forme, santé, bien-être ou perte de poids – vous trouverez ici les clés et les astuces pour les atteindre. Mais surtout, vous allez apprendre à prendre soin de vous, à écouter votre corps, à lui faire travailler ce dont il a besoin et non ce que la société lui impose. C'est le Pilates qui s'adapte à vous et non l'inverse.

À SAVOIR

Vous vous rendrez vite compte qu'il n'est pas toujours facile de garder à l'esprit ces six principes. Ne vous mettez pas trop la pression, lorsque l'on débute, il n'est pas possible de tout maîtriser, alors soyez patients et vous verrez que tous ces principes sont liés les uns aux autres et que grâce à une pratique régulière vous finirez par les intégrer naturellement.

Les grands principes

-1-

La respiration. Le Pilates utilise une respiration spécifique, dite thoracique, par laquelle vous inspirez par le nez et expirez par la bouche de manière fluide et régulière. La respiration sera le métronome de votre pratique. Elle se synchronise et accompagne tous vos mouvements.

-2-

Le centrage. C'est du centre, aussi appelé « Power House » par Joseph Pilates, que les mouvements doivent tirer leur énergie. Constitué par les muscles stabilisateurs de la colonne vertébrale, de la couche profonde de vos abdominaux et du plancher pelvien, l'engagement du centre vous permettra de stabiliser votre tronc et d'obtenir des mouvements fluides et contrôlés de vos bras et de vos jambes.

-3-

Le contrôle. C'est peut-être le principe le plus important, tout du moins selon Joseph Pilates qui à l'origine avait nommé sa méthode « Contrology ». C'est bien là tout l'art et la difficulté du Pilates, savoir contrôler son corps, ses mouvements, son esprit et sa respiration.

-4-

La précision. Le Pilates se caractérise par des consignes très précises permettant l'alignement juste du pratiquant. Ne vous y trompez pas, les exercices qui ont l'air les plus simples sont souvent les plus difficiles à réaliser. La précision sera la clé de votre progression.

-5-

La fluidité. Les mouvements doivent être réalisés avec beaucoup de fluidité et de grâce, à l'image des danseurs qui sont justement de grands adeptes de la méthode.
Des mouvements fluides, ce sont aussi des articulations et une colonne vertébrale bien huilées sur lesquelles on ne crée pas de tension.

-6-

La concentration. Vous n'aurez pas le choix si vous voulez appliquer les cinq premiers principes, que de rester concentré. Le Pilates est aussi et surtout une affaire de sensations. La concentration permet de rester à l'écoute de son corps et de ce qui s'y passe afin de réajuster au mieux les exercices. La concentration sera également la clé de l'apaisement du mental.

Introduction

Conseils pour débuter

AVANT DE COMMENCER...

Ne pas se comparer
Nous sommes tous différents, nous n'avons pas tous le même corps, le même âge, le même sexe, le même passif sportif et chacun d'entre nous trimbale ses petites ou grandes blessures. Tout cela fait de nous un être unique. Nulle question de se comparer puisque nous ne sommes pas comparables. Alors avant de chercher à reproduire le mouvement que vous voyez sur une photo, une vidéo ou chez la personne qui se trouve sur le tapis à côté de vous, demandez-vous quelle amplitude, quelle intensité, quelle option vous convient, à vous, à votre corps, à vos besoins, à vos envies.

Être à l'écoute de son corps
Le Pilates permet de se connecter à ce qui se passe en nous, chose que nous ne faisons que très rarement dans notre quotidien. Alors écoutez ce qu'il a à vous dire.
Traditionnellement, le Pilates se pratique sans miroir afin d'inciter les pratiquants à ressentir et non pas seulement à regarder ce qu'ils font dans le reflet.
Vous pouvez par exemple fermer les yeux lors de votre pratique pour vous aider à ressentir davantage les sensations du corps.

Privilégier la qualité à la quantité
Vous obtiendrez toujours plus de résultats en réalisant un exercice sur une courte durée avec un alignement optimal qu'en voulant tenir votre exercice coûte que coûte quitte à en perdre vos alignements.

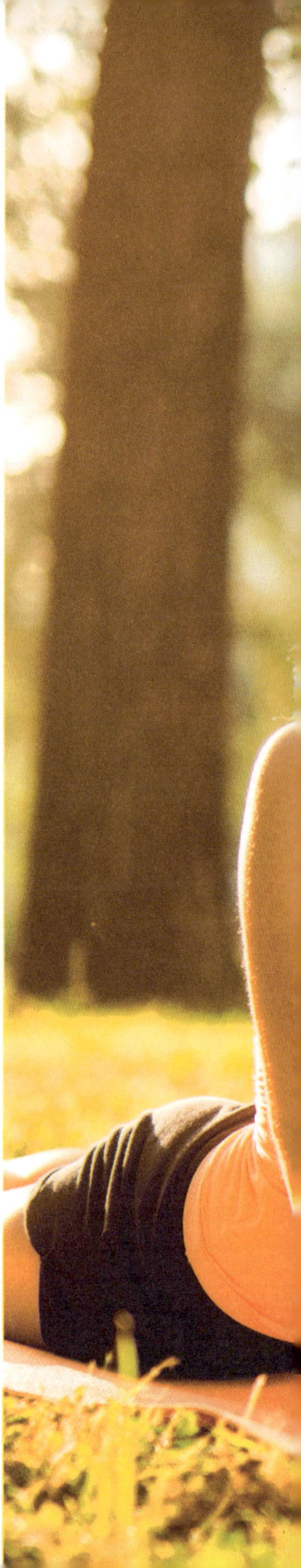

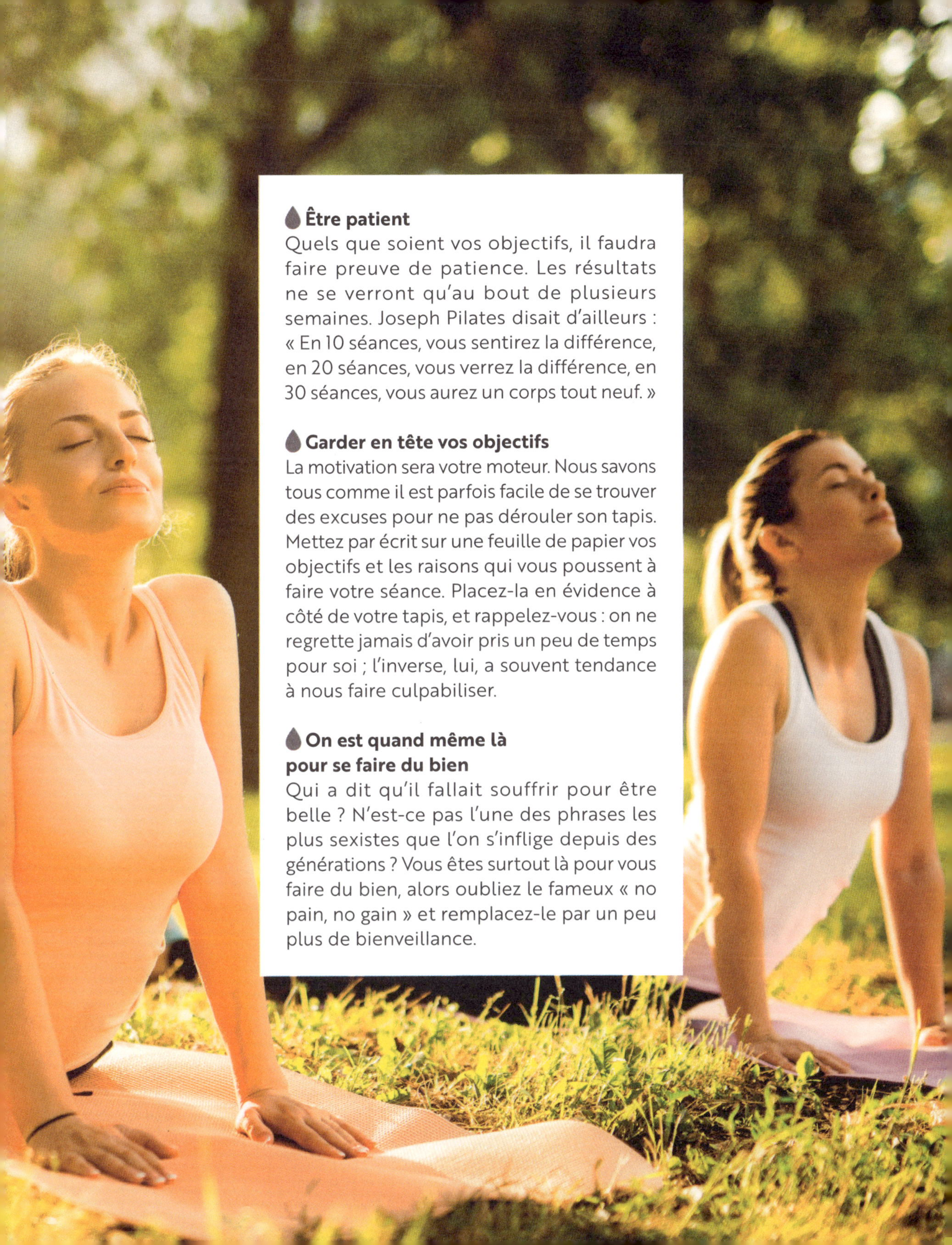

Être patient

Quels que soient vos objectifs, il faudra faire preuve de patience. Les résultats ne se verront qu'au bout de plusieurs semaines. Joseph Pilates disait d'ailleurs : « En 10 séances, vous sentirez la différence, en 20 séances, vous verrez la différence, en 30 séances, vous aurez un corps tout neuf. »

Garder en tête vos objectifs

La motivation sera votre moteur. Nous savons tous comme il est parfois facile de se trouver des excuses pour ne pas dérouler son tapis. Mettez par écrit sur une feuille de papier vos objectifs et les raisons qui vous poussent à faire votre séance. Placez-la en évidence à côté de votre tapis, et rappelez-vous : on ne regrette jamais d'avoir pris un peu de temps pour soi ; l'inverse, lui, a souvent tendance à nous faire culpabiliser.

On est quand même là pour se faire du bien

Qui a dit qu'il fallait souffrir pour être belle ? N'est-ce pas l'une des phrases les plus sexistes que l'on s'inflige depuis des générations ? Vous êtes surtout là pour vous faire du bien, alors oubliez le fameux « no pain, no gain » et remplacez-le par un peu plus de bienveillance.

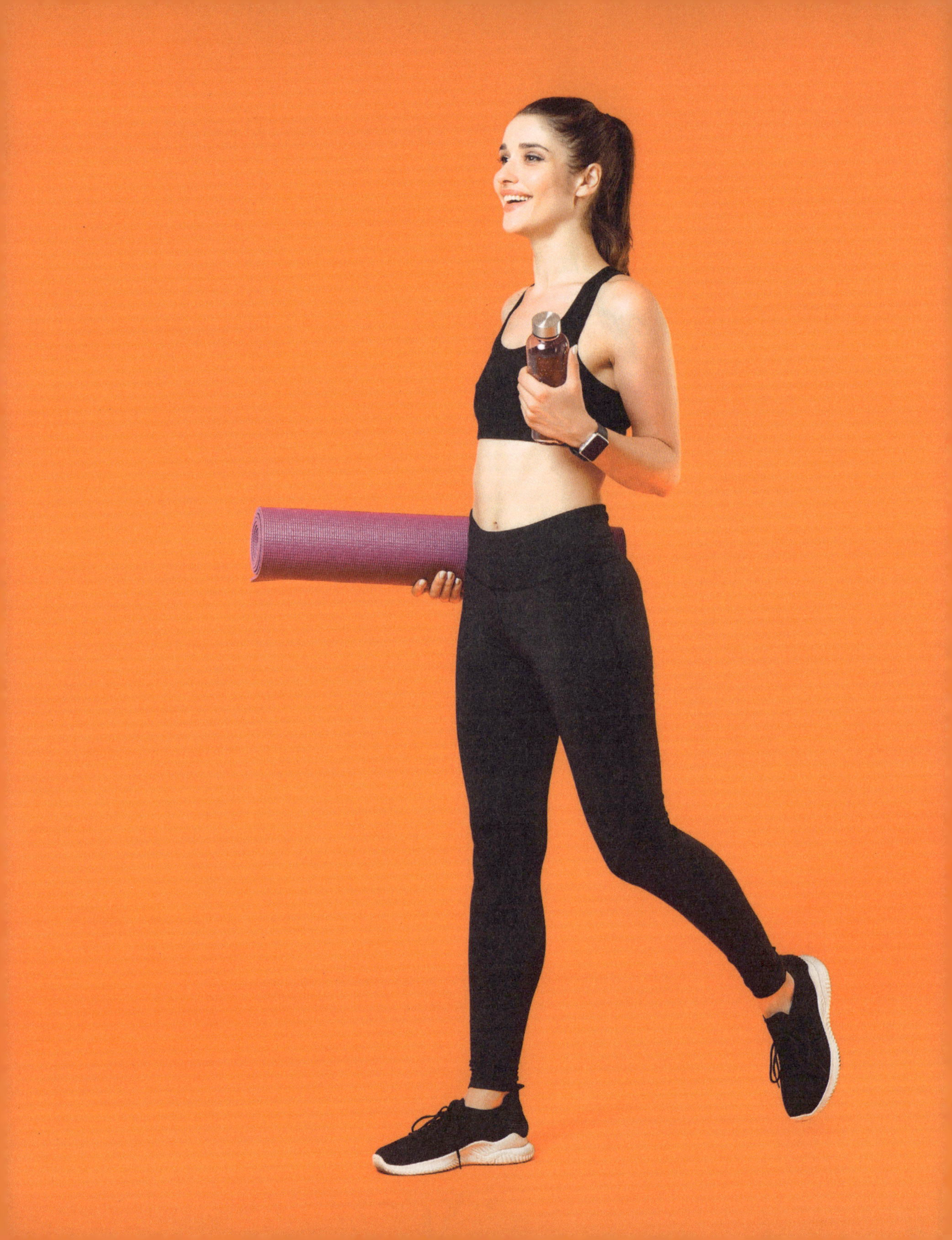

Semaine 1

APPRENEZ LES BASES DE **LA MÉTHODE PILATES**

Vous voilà prêt à attaquer la première semaine de votre routine Pilates. Cette semaine sera essentielle puisqu'elle vous permettra de comprendre et d'appliquer tous les principes de cette méthode. Grâce à ces petites choses que vous allez mettre en place chaque jour, vous vous assurerez un travail efficace pour la suite de vos routines. Alors, prêt à changer votre façon de faire du sport ?

Quelques exercices bien pensés, proprement exécutés lors d'une séquence équilibrée, vaudront toujours des heures de mouvements forcés, faits négligemment ou encore exagérés.

Joseph Pilates

Jour 1

TROUVEZ LES BONS PLACEMENTS

En Pilates, connaître les bons placements et les bons alignements est indispensable pour évoluer dans sa pratique et voir les résultats arriver rapidement. À travers des exercices simples, vous allez pouvoir mettre en place les principes de la méthode. Un conseil pour bien y arriver : concentrez-vous sur un point à la fois et, au fur et à mesure de votre pratique, votre corps intégrera les placements et vous pourrez alors vous concentrer pleinement sur les consignes des exercices.

EXERCICE 1

Prenez conscience de vos alignements

C'est par une prise de conscience globale de votre corps que commencera chacune de vos routines Pilates. Cela vous permettra de vous recentrer et de ressentir les alignements que vous allez devoir maintenir lors de vos exercices.

Mon conseil : évitez d'effectuer cet exercice sur votre tapis et privilégiez les sols durs – ils vous donneront plus d'ancrage et donc plus de stabilité.

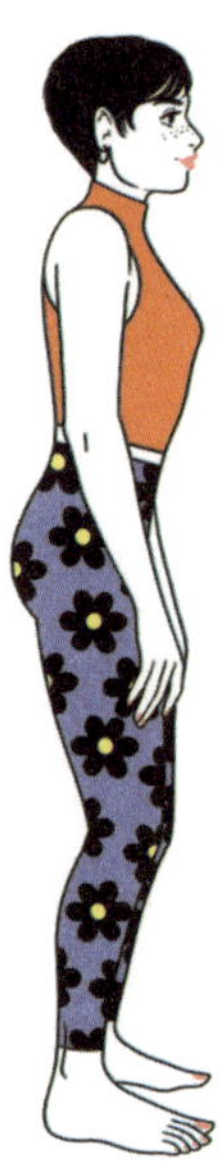

1- Placez-vous en position debout : les bras le long du corps, les pieds parallèles et à la largeur de votre bassin.
2- Prenez une grande inspiration et fermez les yeux en expirant profondément.
3- Grandissez-vous : l'autograndissement est la clé d'une bonne posture, repoussez le sol avec vos pieds et imaginez qu'un fil tire le sommet de votre crâne vers le ciel.
4- Soyez souple sur vos jambes : déverrouillez vos articulations des genoux. Ni fléchis ni tendus, juste entre les deux.
5- Relâchez les tensions : gardez les épaules détendues et éloignées des oreilles. Rentrez très légèrement votre menton.

6 - Prenez ensuite conscience de vos appuis : balancez-vous légèrement d'avant en arrière, puis de droite à gauche pour ressentir les différentes pressions sous vos pieds, puis doucement revenez à un appui stable avec une répartition homogène de votre corps sur vos deux pieds.

EXERCICE 2

Trouvez la position neutre du bassin

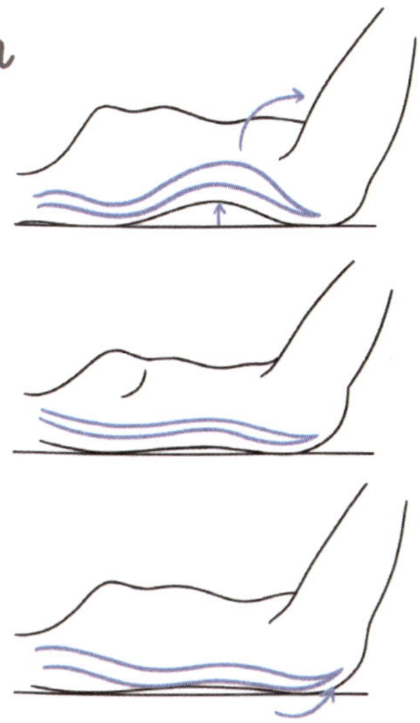

Le Pilates a la particularité de maintenir les courbures naturelles de la colonne vertébrale et, en ce qui concerne le bassin, on appelle cela la « position neutre ».
Cette neutralité du bassin assure un meilleur alignement du reste du corps, un engagement plus efficace des muscles profonds et une respiration plus libre.
Mon conseil : la position la plus adaptée pour s'exercer est la position allongée, votre tapis sera un parfait point de repère.

1 - Antéversion : le bassin bascule vers l'avant, le dos se cambre, les lombaires sont exagérément décollées du tapis.

2 - Rétroversion : le bassin bascule vers l'arrière, la courbure lombaire est effacée, les vertèbres sont volontairement imprimées dans le tapis.

3 - Position neutre : le bassin est naturellement en appui sur le sacrum. Vous êtes entre l'antéversion et la rétroversion. Vous ne ressentez ni de tension à l'avant au niveau des hanches ni à l'arrière au niveau du dos.

À SAVOIR

Chaque personne est différente et par conséquent, chaque colonne vertébrale l'est aussi : cambré, dos plat, bossu, avec une scoliose... Toutes ces différences font que notre colonne vertébrale est unique. Il n'y a donc pas de position neutre idéale, la bonne position neutre est celle qui correspond à votre morphologie. Testez, ressentez et vous allez la trouver naturellement.

ZOOM sur

LE PÉRINÉE

Le périnée n'a été mis en lumière qu'en 1985 en France, avec l'arrivée de la rééducation périnéale post-partum (après l'accouchement). Il a fallu attendre le XXIe siècle pour porter un intérêt plus large à ce muscle, notamment avec l'arrivée de la méthode Dr de Gasquet (grande prêtresse du périnée) et de la méthode Pilates en Europe. Le périnée – cet inconnu, ce mal-aimé – est longtemps resté tabou alors que c'est un muscle hyper important de notre anatomie. Car oui il s'agit bien d'un muscle ! Enfin, soyons précis, il s'agit en réalité d'un ensemble de muscles et de tissus conjonctifs entre le pubis et le coccyx.

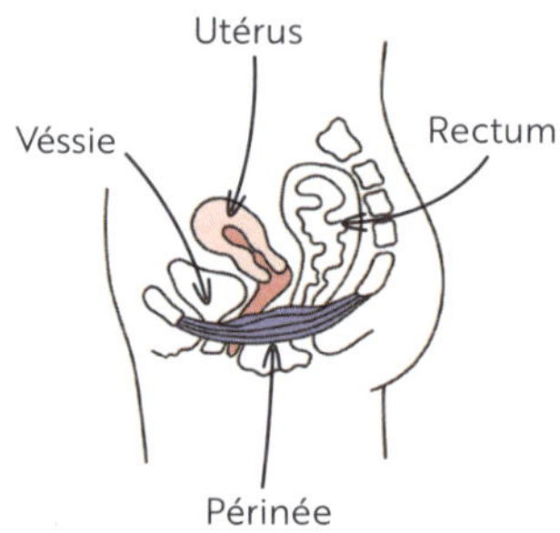

Son rôle

Le périnée a un rôle majeur dans notre fonctionnement d'être bipède, puisqu'il va empêcher, tel un petit bouchon (en fait, il ressemble plus à un hamac), nos viscères de se faire la malle par le bas en position verticale. Mais ce serait bien réducteur de cantonner le périnée à ce seul rôle, il a bien d'autres super pouvoirs :

- il permet les fonctions de défécation et de continence, pour faire simple, il vous permet de vous retenir d'aller aux toilettes ;
- il a également un rôle important dans le plaisir sexuel (et ce autant chez la femme que chez l'homme).

Comment l'entretenir ?

Alors bien sûr, puisque c'est un muscle, vous pouvez le contracter et par conséquent le renforcer. Pour cela, il vous suffit de :

- resserrer et remonter vos sphincters (anus, méat urinaire et vagin) qui sont au nombre de deux chez l'homme et trois chez la femme ;
- pendant vos exercices, pensez à le contracter régulièrement, l'idéal étant au début de chaque expiration.

À SAVOIR

Ne comptez pas sur lui pour déplacer des montagnes ; le périnée, c'est plutôt la force tranquille. Lorsque vous l'engagez volontairement, il ne pourra tenir que quelques secondes, puis reviendra tout naturellement à son tonus de base !

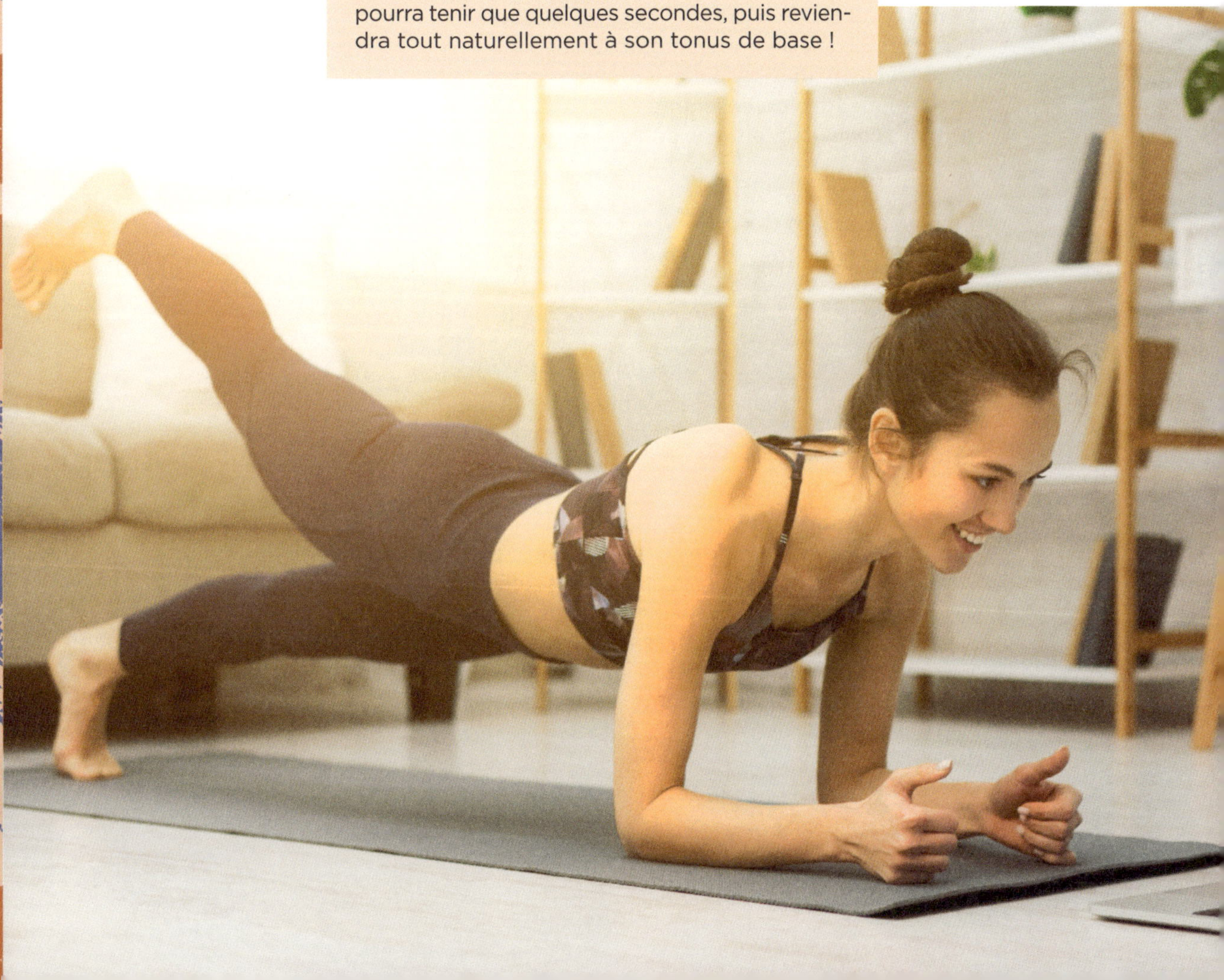

Jour 2

ÉCHAUFFEZ VOS ARTICULATIONS

L'échauffement en Pilates est différent d'un échauffement traditionnel en fitness, car il ne ciblera pas vos muscles, mais vos articulations. C'est le point de départ indispensable de votre séance, il vous permettra de vous connecter à vos sensations, de préparer votre corps et d'éviter ainsi les blessures. Maintenant que vous connaissez davantage votre corps et la manière de le placer et l'aligner, vous allez pouvoir le mettre en mouvement pour l'échauffer.

EXERCICE 1

Les cervicales

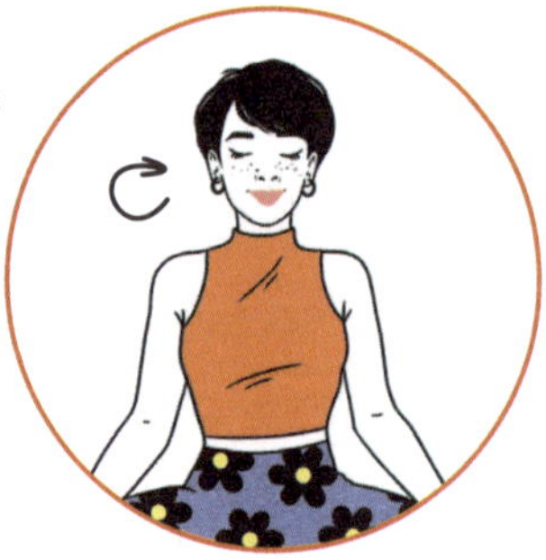

1- En position assise ou debout, allongez votre colonne vertébrale en vous grandissant. Rentrez légèrement le menton et sentez vos cervicales s'allonger.
2- Dessinez des petits cercles avec le bout de votre nez et n'hésitez pas à adapter l'amplitude de votre mouvement.
3- Faites 30 secondes dans un sens, puis changez de côté.

EXERCICE 2

Les épaules

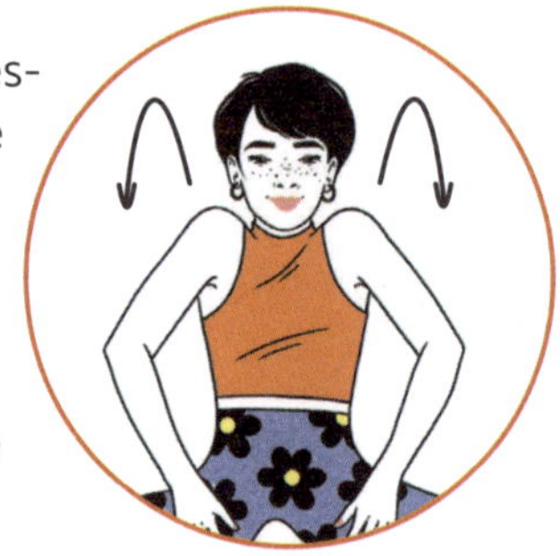

1- Dessinez de grands cercles avec vos épaules. Ressentez vos omoplates (ces petites ailes dans notre dos) bouger et commencez à synchroniser votre respiration sur le mouvement.
2- Inspirez en montant les épaules vers les oreilles et expirez en les abaissant.
3- Faites 30 secondes dans un sens puis changez de côté.

EXERCICE 3

Les poignets

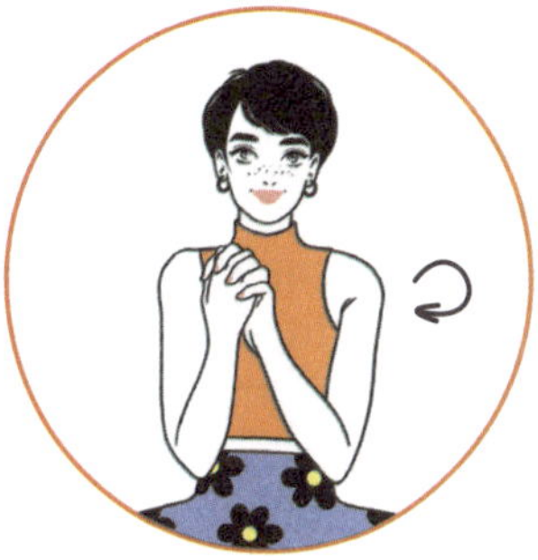

1- Entrelacez vos doigts et faites des cercles avec vos poignets.
2- Faites 30 secondes dans un sens puis changez de côté.

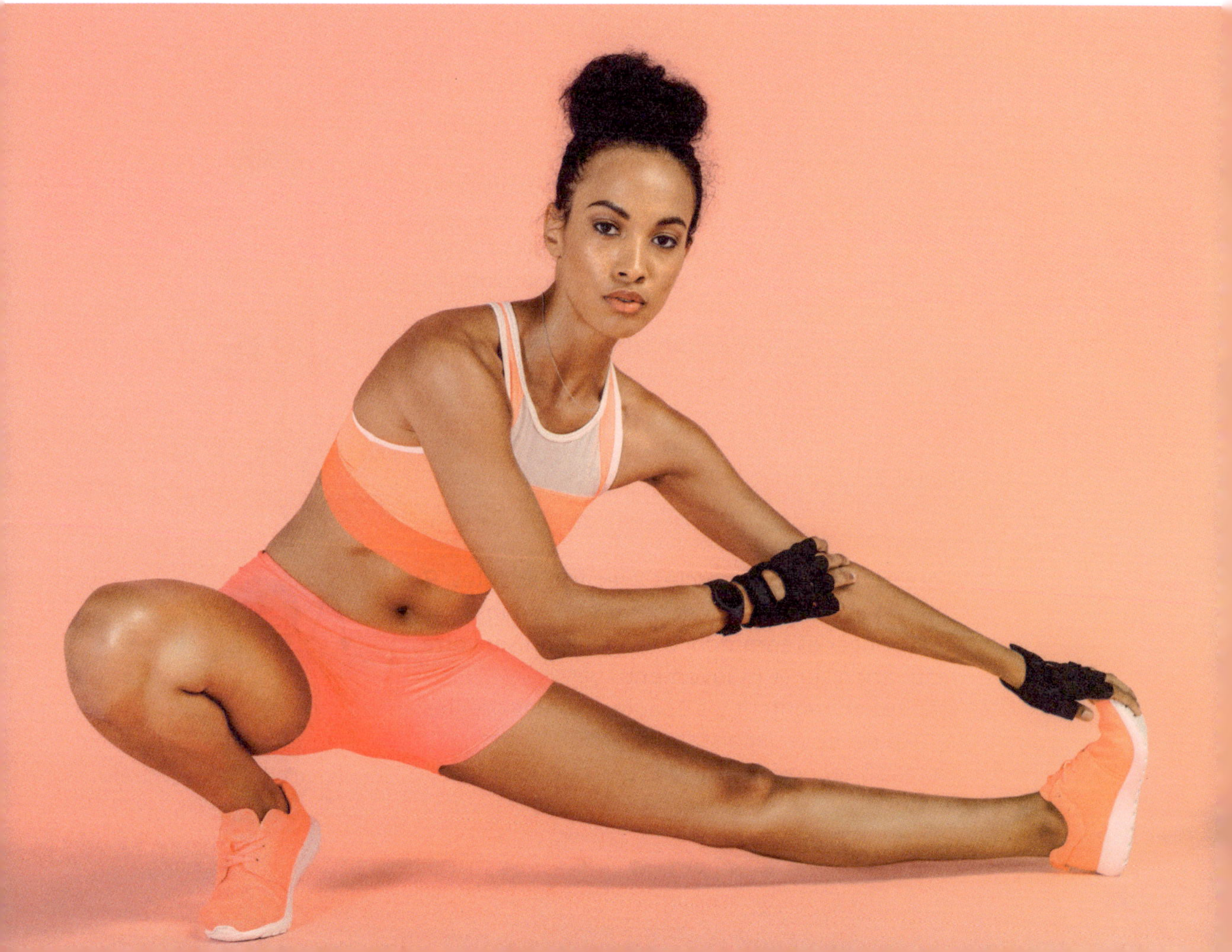

Jour 2

EXERCICE 4

L'enroulé de la colonne vertébrale

1- En position debout, le corps aligné, inspirez en allongeant votre dos.
2- Sur une expiration, enroulez la nuque puis la colonne vertébrale et descendez lentement jusqu'à votre maximum. Pour ne pas créer de tension dans votre dos, vous pouvez fléchir les genoux afin que votre ventre se dépose sur vos cuisses.
3- Inspirez une fois arrivé en bas et sur une expiration déroulez votre dos, vertèbre après vertèbre pour retrouver votre position initiale.

À SAVOIR

L'échauffement articulaire a pour objectif de préparer en douceur le corps à des efforts plus intenses. Lors de cette première mise en mouvement, votre corps va augmenter sa sécrétion de « synovie », un lubrifiant naturel qui rendra vos mouvements plus aisés et plus fluides. C'est un peu comme si vous veniez huiler les roues de votre vélo avant de partir rouler.

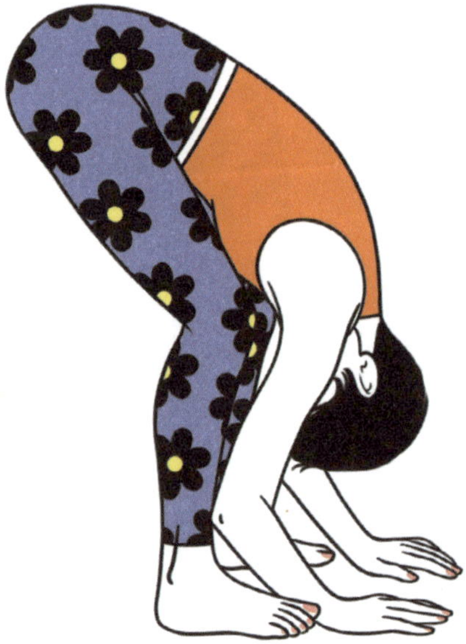

EXERCICE 5

L'horloge du bassin

Matériel : tapis

1- Allongez-vous sur votre tapis, le bassin en position neutre, les jambes fléchies et les pieds posés sur le sol.

2- Imaginez une horloge, où votre nombril serait à 12 heures, votre pubis à 6 heures et vos hanches à 3 heures et 9 heures.

3- Sur une inspiration, basculez votre bassin vers 6 heures, votre dos va alors se creuser. Sur une expiration, basculez votre bassin vers 12 heures, votre dos va alors se déposer sur le tapis. Répétez 5 fois.

4- Effectuez le même mouvement en allant de 3 heures à 9 heures, puis de 9 heures à 3 heures. Répétez 5 fois.

5- Enfin, faites le tour de l'horloge en dessinant un cercle. Tournez 5 fois dans un sens, puis changez de côté.

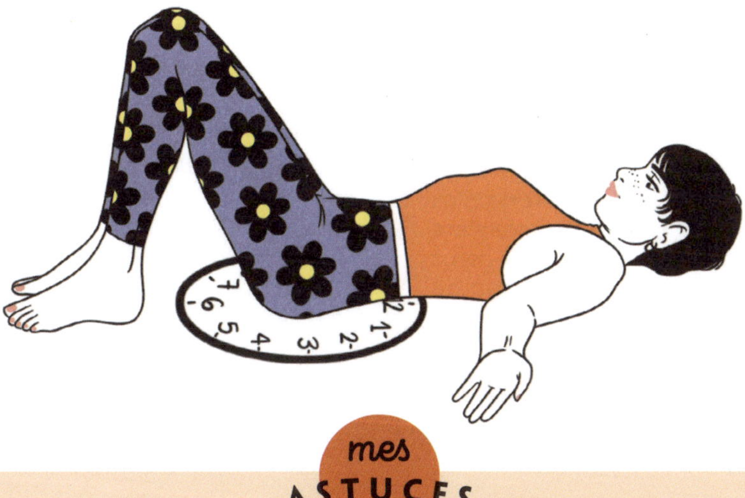

mes ASTUCES

Cette petite routine d'échauffement ne vous prendra pas plus de cinq minutes, intégrez-la au début de chacune de vos séances de Pilates, mais n'hésitez pas à l'intégrer dans votre quotidien dès que vous avez le temps. Vos articulations vous diront merci.

Jour 3

L'IMPORTANCE DE LA RESPIRATION THORACIQUE

Avant de vous lancer, il vous reste un point essentiel à travailler : la respiration.
Nous respirons quotidiennement sans y prêter attention, alors réussir à contrôler sa respiration peut parfois relever du défi. N'ayez pas d'inquiétude, si votre respiration vous échappe de temps en temps, c'est complètement normal. Recentrez-vous dessus ; avec la pratique, cela deviendra de plus en plus naturel, soyez patients.

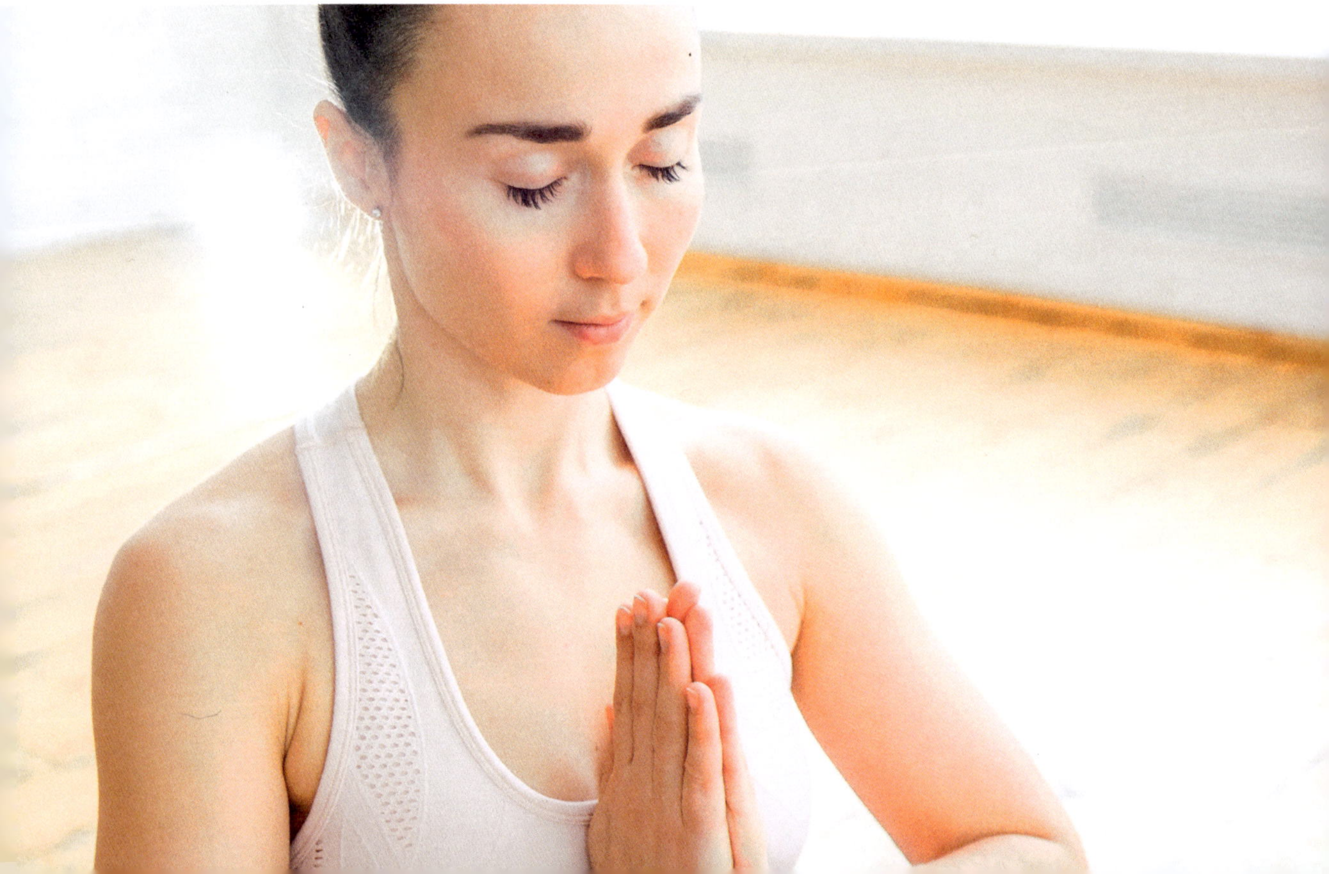

EXERCICE 1

La respiration thoracique avec les mains

1- Asseyez-vous en tailleur sur votre tapis ; si cette position vous est inconfortable, vous pouvez également pratiquer allongé, jambes fléchies ou assis sur une chaise. Un dos allongé facilitera votre respiration, alors mettez-vous à l'aise.
2- Placez vos mains sur vos côtes basses de chaque côté de votre cage thoracique, afin qu'elles vous servent de repères sensoriels.
3- Inspirez par le nez, essayez de placer l'air au niveau de vos mains.
4- Ressentez vos poumons qui se gonflent comme des ballons et vos mains qui s'éloignent l'une de l'autre.
5- Expirez par la bouche en soufflant un air chaud, comme pour faire de la buée sur une vitre. Ressentez votre cage thoracique se rétracter, vos mains se rapprocher et votre nombril être aspiré vers la colonne. Votre respiration doit rester fluide et régulière, ne vous mettez jamais en apnée, cela serait contre-productif.

mes ASTUCES

Vous pouvez utiliser une bande élastique, un foulard ou une écharpe par exemple, afin d'entourer complètement vos côtes basses et ressentir davantage votre cage thoracique s'élargir et se rétrécir au rythme de vos respirations.

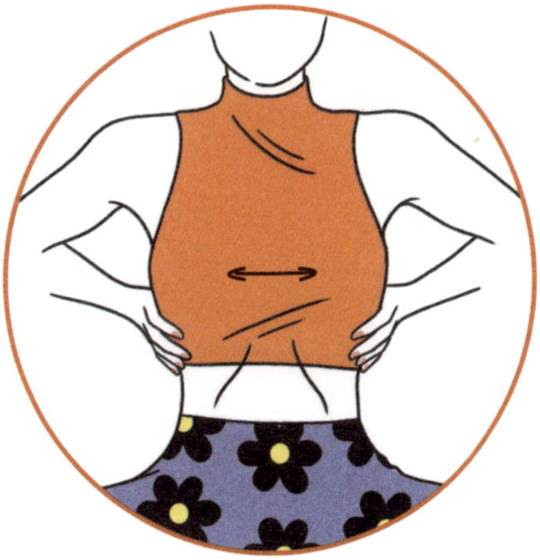

Jour 3

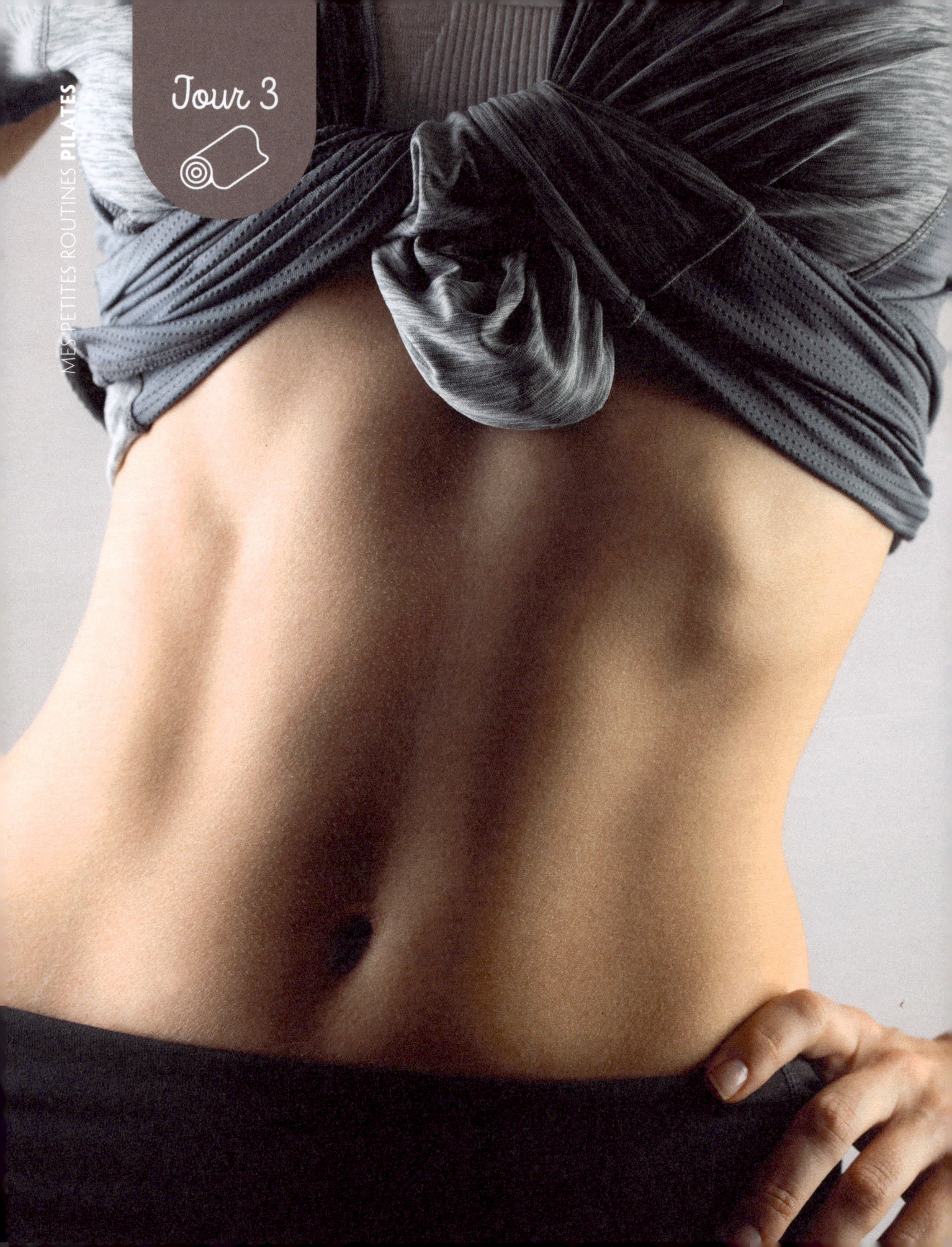

ZOOM sur

LE DIAPHRAGME

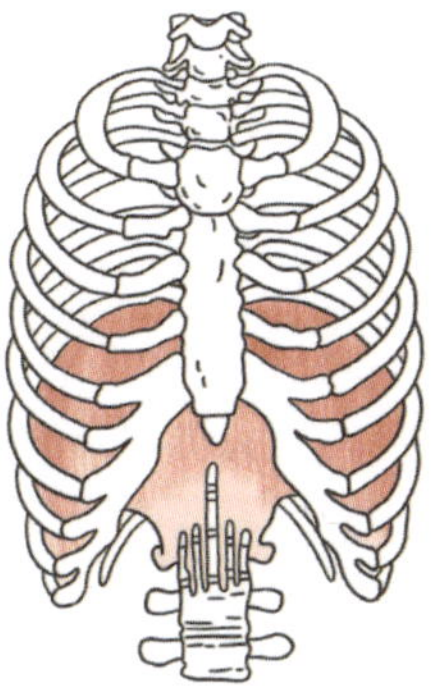

Le diaphragme est le muscle principal de la respiration. Il sépare la cavité thoracique, où se trouvent les poumons, de la cavité abdominale, où se trouvent les organes du système digestif.
Il forme une coupole qui ressemble un peu à une méduse, qui en se contractant à l'inspiration s'abaisse pour laisser l'air arriver dans les poumons, puis se relâche à l'expiration pour laisser l'air s'en échapper. Après le cœur, c'est le muscle qui se contracte le plus de fois par jour, soit environ 20 000 fois, voire plus si vous êtes sportif.

Le diaphragme, une éponge à émotions
Lorsque nous sommes stressés, le diaphragme aura tendance à se crisper et de ce fait impactera notre respiration, mais pas que ! La partie la plus basse de notre diaphragme descend très bas, pour s'insérer directement sur nos vertèbres lombaires. Un diaphragme tendu pourra donc vous créer des tensions, voire des douleurs dans le milieu et le bas du dos.

Comment limiter les dégâts ?
Essayez tout d'abord de trouver l'origine de votre stress, puis favorisez les bonnes postures pour aider votre diaphragme à retrouver toute sa mobilité. Enfin pratiquez des activités relaxantes comme la méditation pour aider à la détente.

Jour 4

APPRENEZ LE CENTRAGE

Aujourd'hui, vous allez apprendre à vous connecter à votre centre, mais surtout à comprendre comment l'engager grâce à la respiration.
Ce centre est un peu votre usine à énergie, il vous permettra d'avoir plus de maîtrise dans vos exercices, il serait dommage de passer à côté.

EXERCICE 1

Apprenez l'engagement du centre

1- À quatre pattes, placez vos mains à l'aplomb de vos épaules et vos genoux, légèrement en avant de vos hanches.
2- Sur un inspiration, laissez votre ventre se relâcher et sur une expiration, tirez votre nombril vers la colonne vertébrale et vers le haut.
3- Inspirez et relâchez votre centre de nouveau.
4- Répétez 5 cycles respiratoires. Vous êtes déjà en train de travailler vos abdominaux alors que vous n'avez fait qu'un simple exercice de respiration !

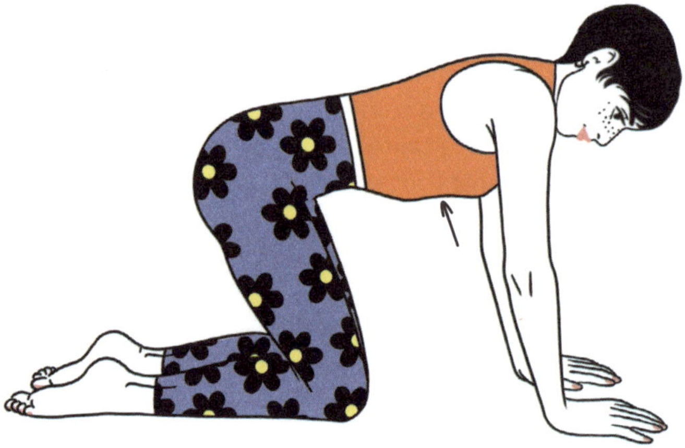

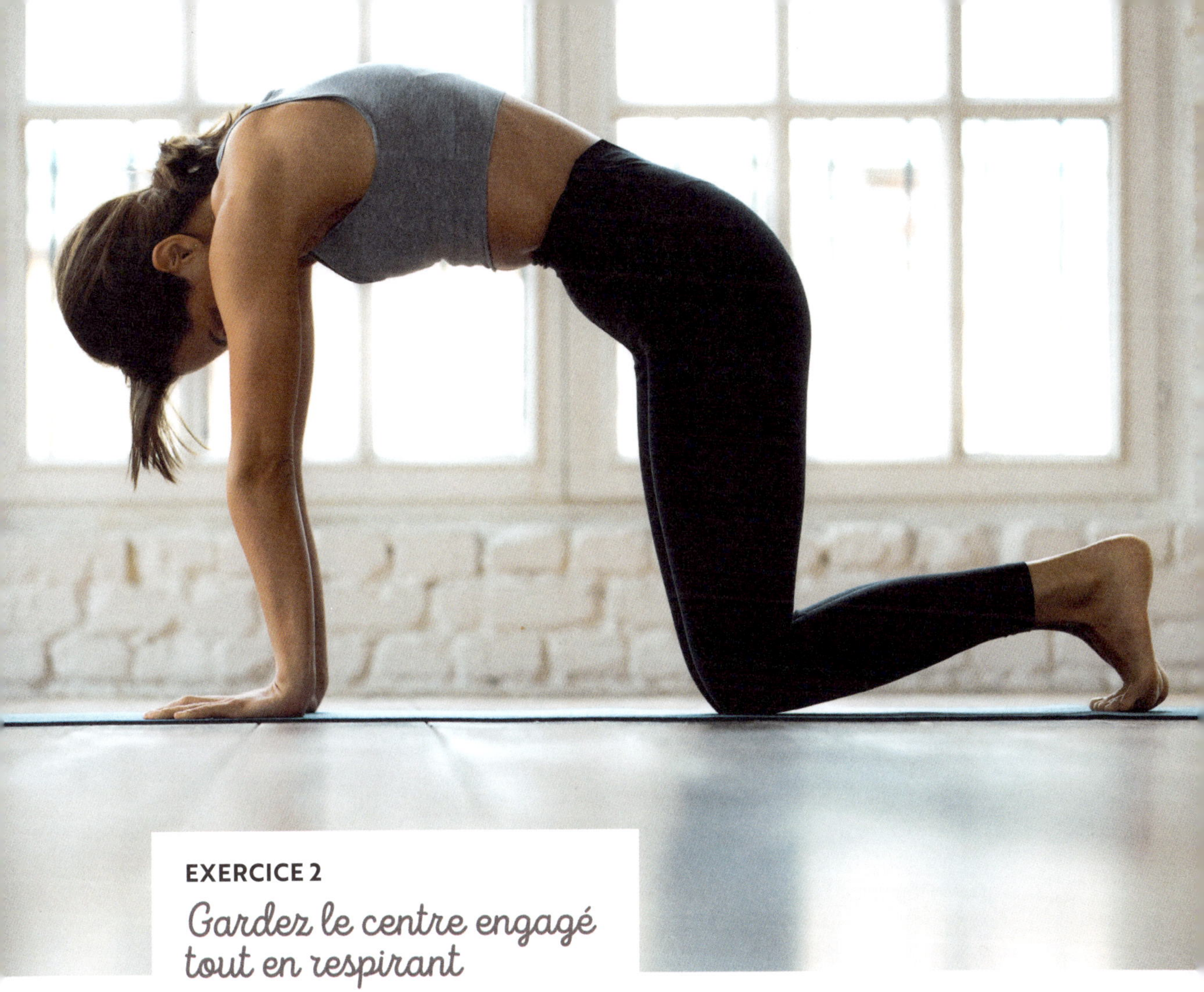

EXERCICE 2

Gardez le centre engagé tout en respirant

1- Sur une inspiration, relâchez votre ventre, puis sur une expiration, aspirez votre nombril vers le haut. À présent, gardez cet engagement, comme si vous portiez votre ceinture imaginaire serrée à la taille.

2- Pour continuer à respirer tout en gardant votre centre engagé, vous allez devoir placer votre respiration Pilates, la fameuse respiration thoracique.

3- Maintenez cet engagement pendant 5 respirations, puis relâchez.

mes ASTUCES

Le muscle qui s'engage ici s'appelle le transverse, c'est la couche profonde de nos abdominaux. Il est un peu notre gaine naturelle, alors pour l'engager, imaginez que vous êtes en train de resserrer une ceinture à votre taille.

ZOOM sur

LE POWER HOUSE

Le Power House (que l'on pourrait traduire en français par « le berceau de la puissance ») est le nom trouvé par Joseph Pilates pour parler du centre du corps. Situé entre le périnée et le diaphragme, le Power House comprend également la ceinture abdominale et certains muscles du dos. Il la décrit comme une « centrale électrique », créatrice d'énergie, qui va à la fois stabiliser le corps et transférer cette force dans un mouvement, grâce à la respiration.

Pour mieux comprendre, prenez l'exemple des sprinters. Vous pensez peut-être qu'il faut surtout de la force dans les jambes. Ce n'est pas faux mais il faut que tout le corps soit stable pour optimiser la force. Regardez bien leur placement : le haut du corps est d'une stabilité imperturbable. Leur Power House est en pleine action, les muscles du centre travaillent en synergie pour fournir force et stabilité au coureur. Les bras et les jambes peuvent ensuite pleinement se concentrer sur l'efficacité de leurs mouvements.

C'est pour cela que le Pilates est une méthode incroyable, car elle est la base de tout entraînement sportif ; sans stabilité, notre corps est moins fonctionnel et donc moins efficace dans le mouvement et dans l'effort.

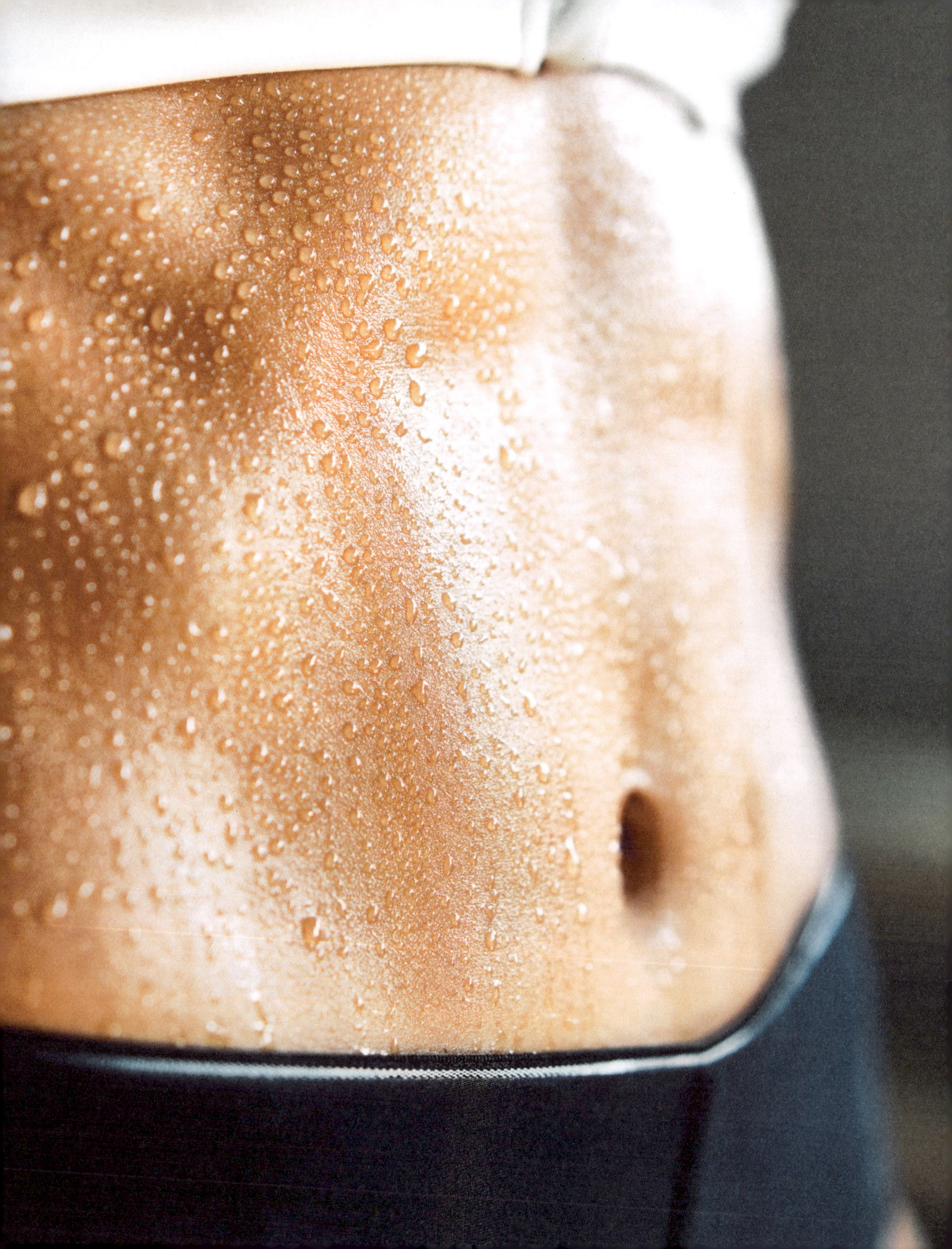

Jour 5

GARDEZ LE CONTRÔLE DU MOUVEMENT

Vous avez à présent les deux piliers essentiels pour mettre en place vos objectifs principaux : le contrôle et la concentration. Grâce à une respiration adaptée et à un engagement du centre du corps, vous allez pouvoir maîtriser vos mouvements. Et les autres exercices que vous allez réaliser vont mettre votre concentration à rude épreuve. Impossible de penser à votre liste de courses de la semaine ni à quel cadeau vous allez offrir à votre grand-tante pour son anniversaire. Vous allez devoir prendre conscience pleinement de votre corps et de ce qui s'y passe.

EXERCICE 1

Le lever de jambe

1- Allongez-vous sur le dos, jambes fléchies, pieds au sol à la largeur de votre bassin et bras le long du corps.
2- Placez votre dos en position neutre, les lombaires légèrement décollées du tapis.
3- Sur une expiration, tirez votre nombril vers la colonne vertébrale et décollez votre pied droit du sol, jusqu'à amener votre genou dans l'alignement de votre hanche.
4- Inspirez, redéposez votre pied à son emplacement de départ.
5- Assurez-vous que pendant toute la réalisation du mouvement, votre courbure lombaire ne se modifie pas.
6- Changez de jambe et répétez 5 fois.

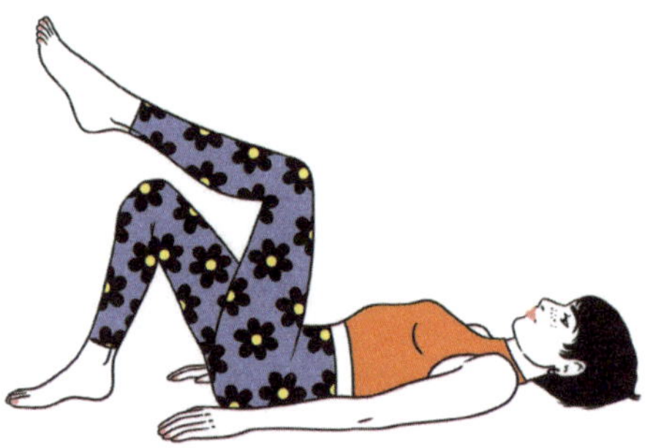

EXERCICE 2

La marche

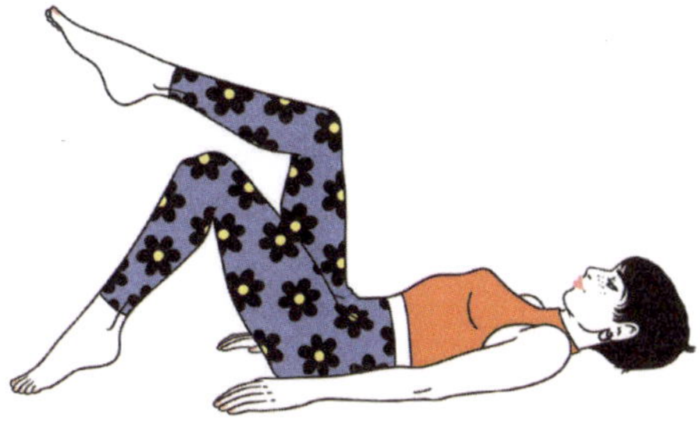

1- Allongez-vous sur le dos en position de chaise renversée : bassin en position neutre, cuisses perpendiculaires au sol, mollets parallèles au sol et bras le long du corps. Dans cette position de départ, vos abdominaux sont déjà très engagés pour maintenir la posture. Si vous ne ressentez pas le travail, c'est que vos cuisses sont trop proches de votre ventre, pensez à toujours maintenir un angle de 90°.

2- Sur une expiration, engagez votre centre et avancez votre cuisse droite de manière à rapprocher votre pied du tapis. Tant que vous réussissez à maintenir votre bassin en position neutre, continuez à descendre votre pied ; par contre, si votre dos se met à cambrer, stoppez votre descente, vous venez d'atteindre votre limite.

3- Inspirez en remontant lentement votre jambe dans sa position initiale.

4- Changez de côté et répétez 5 fois.

EXERCICE 3

La descente des deux jambes

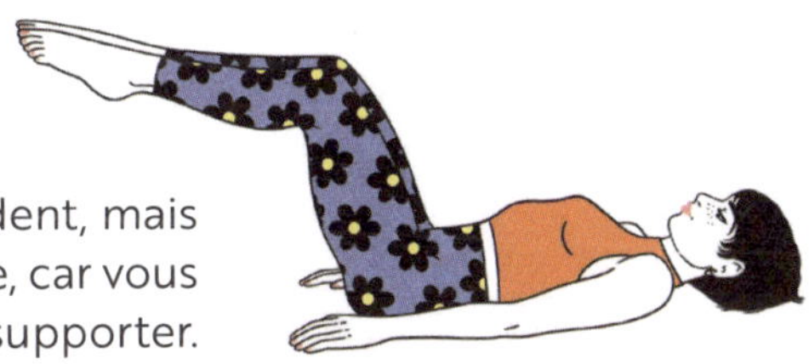

Cet exercice est identique au précédent, mais d'une intensité nettement supérieure, car vous aurez le poids de vos deux jambes à supporter.

1- Allongez-vous sur le dos en position de chaise renversée, le bassin en position neutre.

2- Sur une expiration, engagez fortement votre centre et descendez vos deux pieds en direction du sol.

3- Inspirez, revenez à votre position de départ et répétez 5 fois.

4- Il se peut que vous ne descendiez vos pieds que de quelques centimètres et ce sera déjà très bien, rappelez-vous que le plus important est le maintien de votre bassin et de votre dos dans leur position neutre.

Jour 5

TRAVAILLEZ VOTRE FLUIDITÉ

EXERCICE 1

Les cercles de jambe

1- Allongez-vous sur le dos, le bassin en position neutre, jambes fléchies, pieds posés au sol à la largeur de vos hanches et les bras le long du corps.

2- Sur une inspiration, engagez légèrement vos abdominaux.

3- Sur une expiration, aspirez le nombril vers la colonne vertébrale et levez votre jambe droite tendue, à 90° par rapport au sol, pieds pointe. Si vous manquez de souplesse et qu'il est difficile pour vous

mes ASTUCES

Dans cet exercice, votre attention devra être portée tout particulièrement sur la fluidité de votre mouvement circulaire au niveau de la hanche, alors n'hésitez pas à adapter l'amplitude. Plus vos cercles seront petits, plus cela vous paraîtra facile. À l'inverse, des cercles plus grands augmenteront la difficulté. Surtout, focalisez votre attention sur la fluidité du mouvement, mais n'en oubliez pas les principes vus précédemment. Gardez votre centre toujours engagé et cherchez à stabiliser votre bassin pour qu'il ne soit pas entraîné par le mouvement de votre jambe.

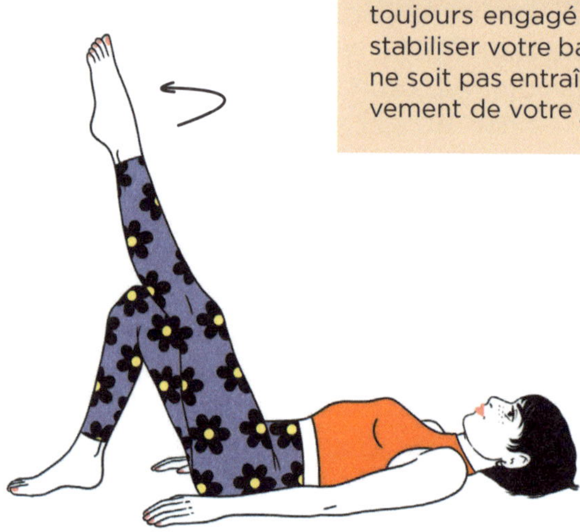

de garder votre jambe droite tendue, ce n'est pas grave, fléchissez légèrement votre genou et maintenez votre cuisse perpendiculaire au sol.

4 - Dessinez des cercles le plus réguliers possibles avec votre jambe en inspirant sur la première moitié du cercle puis en expirant sur la seconde moitié.

5 - Faites 5 cercles dans un sens, puis 5 cercles dans l'autre sens avant de changer de jambe.

EXERCICE 2

Les cercles de bras

Mon conseil : les cercles de bras auront tendance à faire bouger votre cage thoracique. Pour éviter cela, gardez le centre toujours engagé.

1 - Allongez-vous sur le dos en position de chaise renversée : bassin en position neutre, cuisses perpendiculaires au sol, mollets parallèles au sol et bras le long du corps. Dans cette position de départ, vos abdominaux sont déjà très engagés pour maintenir la posture. Si vous ne ressentez pas le travail, c'est que vos cuisses sont trop proches de votre ventre, pensez à toujours maintenir un angle de 90°.

2 - Sur une inspiration, engagez vos abdominaux et levez les bras à la verticale, jusqu'à l'alignement avec vos épaules.

3 - Sur une expiration, aspirez le nombril vers la colonne et descendez les bras vers l'arrière de votre tête, puis ramenez les bras le long du corps en rasant le sol.

4 - Répétez 5 fois.

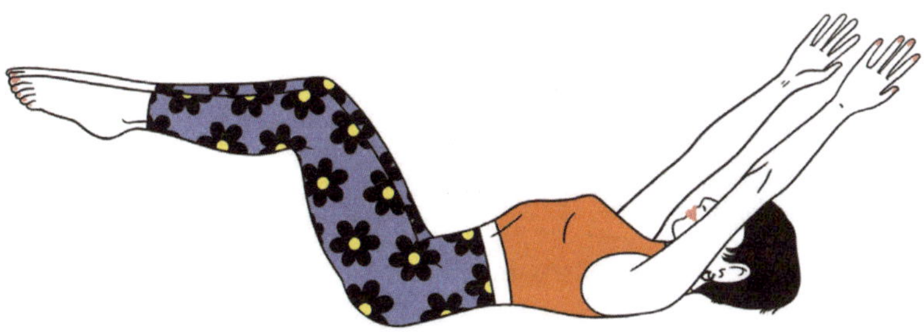

Jour 6

OPTIMISEZ VOS EXERCICES ET ÉVALUEZ VOS PROGRÈS

Le Pilates permet de travailler les muscles profonds qui sont les muscles stabilisateurs de notre corps. Par conséquent, la pratique du Pilates améliore considérablement notre équilibre. Les exercices qui vont suivre vous permettront de fluidifier votre mouvement en y mettant le plus de précision possible et de vous renforcer de l'intérieur.

Travaillez votre concentration

EXERCICE 1

Le pont

1- Allongez-vous sur le dos, le bassin en position neutre, les pieds posés au sol à la largeur de votre bassin et les bras le long du corps.

2- Sur une inspiration, basculez votre bassin de manière que vos lombaires s'impriment dans le tapis.

3- Sur une expiration, pressez vos deux pieds dans le sol, engagez vos fessiers et vos abdominaux et tirez le coccyx en direction du ciel afin de décoller votre colonne, vertèbre après vertèbre, jusqu'à l'alignement de votre bassin avec vos épaules et vos genoux.

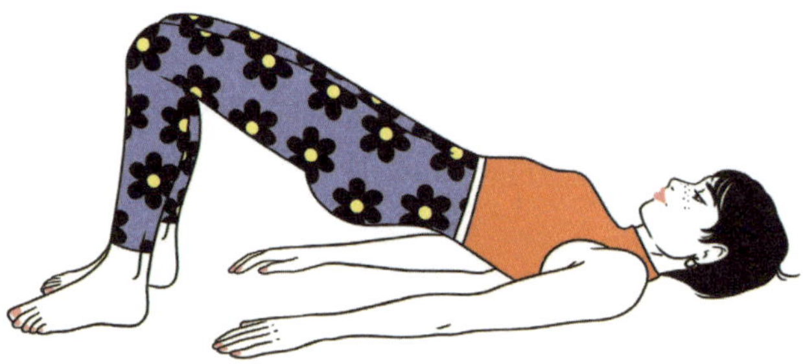

4- Inspirez dans cette position et pressez fortement votre pied gauche dans le tapis.
5- Sur une expiration, le centre toujours très engagé, décollez doucement votre pied droit du tapis jusqu'à venir aligner votre genou au-dessus de votre hanche.
6- Inspirez en redescendant doucement votre pied vers le tapis.
7- Changez de côté et répétez 5 fois.

EXERCICE 2

Le pointeur

1- Installez-vous à quatre pattes, les mains posées à plat sous vos épaules, les genoux légèrement à l'avant de vos hanches et la tête dans le prolongement de votre colonne vertébrale.
2- Sur une inspiration, engagez légèrement vos abdominaux.

mes ASTUCES

Imaginez qu'un plateau de verre est posé sur votre dos, restez concentré et le plus stable possible pour ne pas renverser votre plateau.

3- Sur une expiration, tirez davantage le nombril vers l'intérieur. Tendez le bras droit vers l'avant et la jambe gauche vers l'arrière sans que votre équilibre ne soit perturbé.
4- Inspirez en revenant lentement et toujours avec contrôle à votre position de départ.
5- Changez de côté et répétez 5 fois.

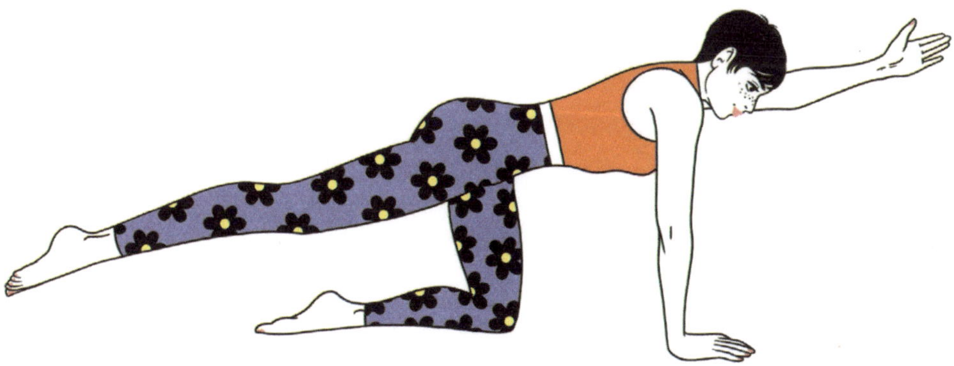

Jour 6

GARDEZ L'ÉQUILIBRE

EXERCICE 1

L'équilibre unipodal

1- Placez-vous debout, en position neutre, les pieds à la largeur de votre bassin et les bras le long du corps.

2- Inspirez en déplaçant le poids du corps sur votre pied droit.

3- Expirez en décollant doucement votre pied gauche du sol. Faites bien attention à garder les deux hanches à la même hauteur.

4- Fixez un point devant vous, cela vous permettra de garder plus facilement l'équilibre.

5- Restez de 10 à 30 secondes selon votre niveau puis changez de jambe.

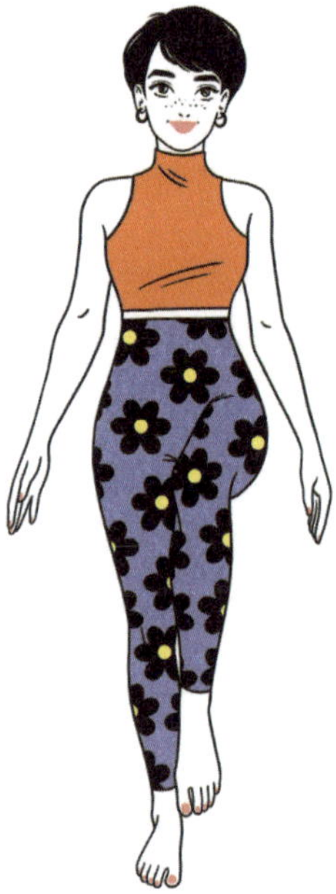

mes ASTUCES

Voici quelques options qui vous mettront davantage en difficulté :

- bougez les yeux ;
- bougez la tête ;
- fermez les yeux.

EXERCICE 2

Le balancier de bras sur pointe de pieds

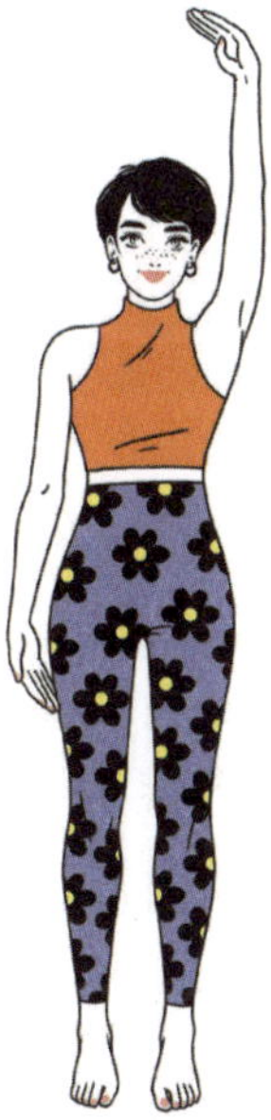

1- Placez-vous debout, en position neutre, les pieds à la largeur de votre bassin et les bras le long du corps.
2- Inspirez en montant sur la pointe des pieds.
3- Sur une expiration, levez lentement votre bras droit vers le ciel.
4- Sur une inspiration, abaissez votre bras droit tout en levant votre bras gauche vers le ciel
5- Répétez 10 fois.

EXERCICE 3

L'équilibre et le travail en chaîne croisée

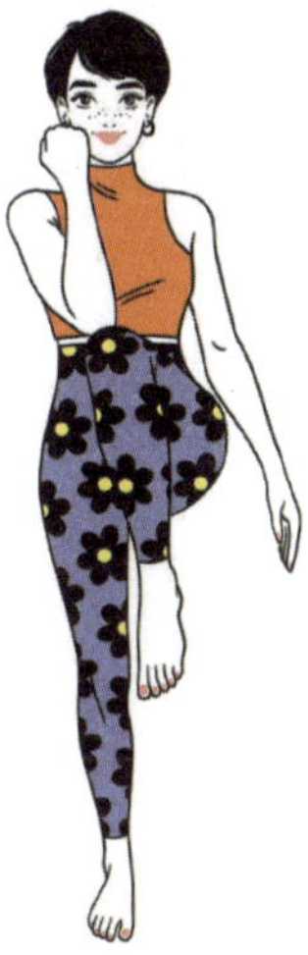

1- Placez-vous debout, en position neutre, les pieds à la largeur de votre bassin et les bras le long du corps.
2- Sur une inspiration, levez votre bras droit en diagonale et en ouvrant votre jambe gauche vers la gauche.
3- Sur une expiration, rapprochez votre main droite de votre genou gauche devant votre nombril.
4- Inspirez, revenez dans votre position d'ouverture.
5- Faites 5 répétitions puis changez de côté.

mes ASTUCES

Si l'ensemble de ces exercices vous paraît trop faciles, vous pouvez augmenter l'instabilité en plaçant quelque chose sous vos pieds : un tapis, un coussin, un tapis roulé, etc. Plus cette surface sera épaisse et molle, plus votre équilibre sera mis à mal.

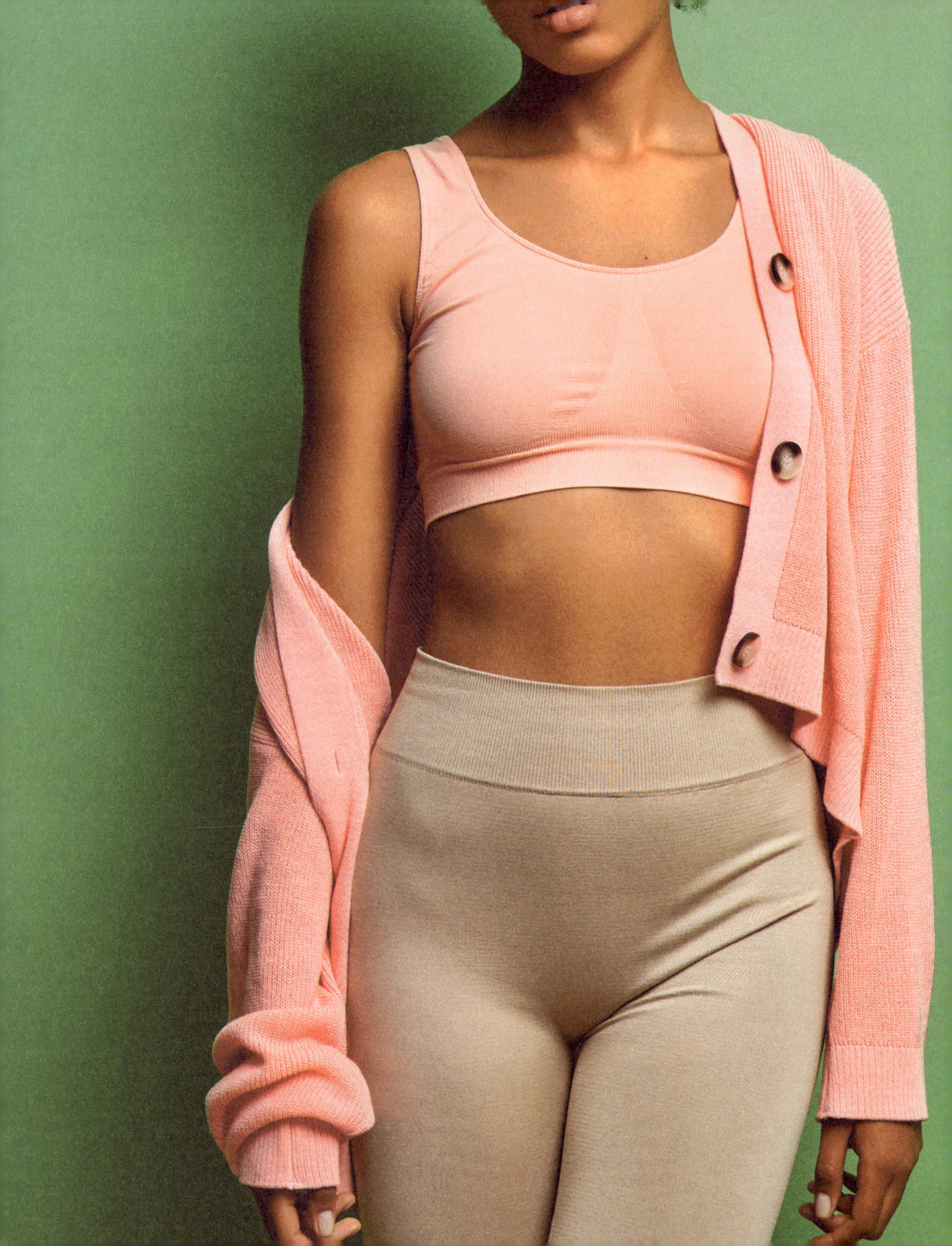

Semaine 2

RENFORCEZ VOTRE CENTRE **POUR UN VENTRE PLUS PLAT**

Maintenant que vous connaissez les bases de la méthode Pilates, vous allez pouvoir les utiliser dans un objectif bien précis : obtenir un ventre plat !

C'est un peu le graal de tout bon sportif, mais ce n'est pas chose si facile, sinon nous l'aurions tous. En comprenant comment vos abdominaux fonctionnent et en appliquant des exercices spécifiques, vous allez pouvoir accéder à l'une des clés du ventre plat.

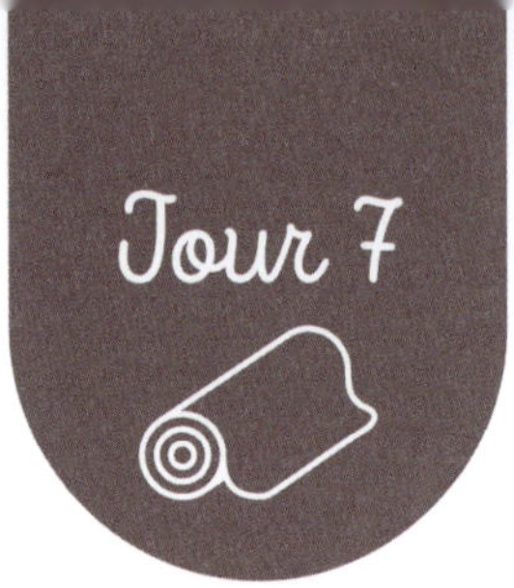

TRAVAILLEZ VOS ABDOMINAUX EN POSITION ALLONGÉE

Pour cette première journée de votre routine « ventre plat », je vous propose de commencer par la base, travailler vos abdominaux en position allongée. Avoir le dos en contact avec le tapis vous permettra de mieux ressentir le placement de votre colonne et donc de plus facilement aligner votre posture. Dans les deux exercices du jour vous travaillerez à la fois la couche profonde de vos abdominaux, mais aussi la couche superficielle, les fameuses tablettes de chocolat.

EXERCICE 1

Single leg stretch

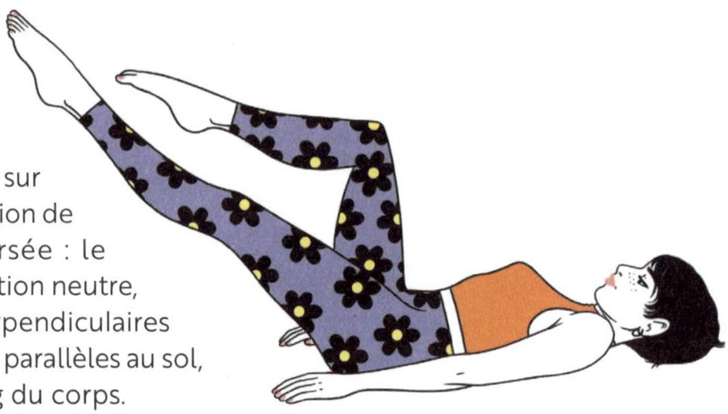

1- Allongez-vous sur le dos en position de chaise renversée : le bassin en position neutre, les cuisses perpendiculaires au sol, mollets parallèles au sol, et bras le long du corps.

2- Sur une expiration, engagez votre centre et tendez votre jambe droite comme si vous cherchiez à piquer la pointe du pied au cœur d'une cible.

3- Sur une inspiration, revenez à la position de chaise renversée puis changez de jambe.

4- Répétez de manière alternée, 5 fois de chaque côté.

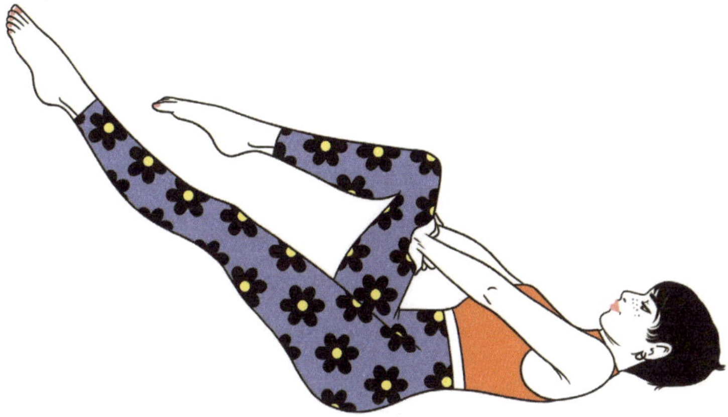

EXERCICE 2

Variante single leg stretch

L'exercice suivant est identique au précédent, mais en ajoutant une pression des mains sur la cuisse, vous allez renforcer la couche superficielle de vos abdos, les fameuses tablettes de chocolat.

1- Placez-vous en position de chaise renversée.
2- Sur une expiration, engagez votre centre et tendez votre jambe droite, tout en exerçant une pression avec vos deux mains (coudes pointés vers l'extérieur) sur votre cuisse gauche.
3- Sur une inspiration, revenez en position de chaise renversée, puis changez de côté.
4- Répétez de manière alternée, 5 fois de chaque côté.

mes ASTUCES

Ici, lorsque les mains vont effectuer une pression contre la cuisse, pensez à l'action de vous repousser, comme si vous cherchiez à vous grandir. Car rappelez-vous, l'autograndissement favorise le gainage, votre travail en sera beaucoup plus efficace.

Jour 7

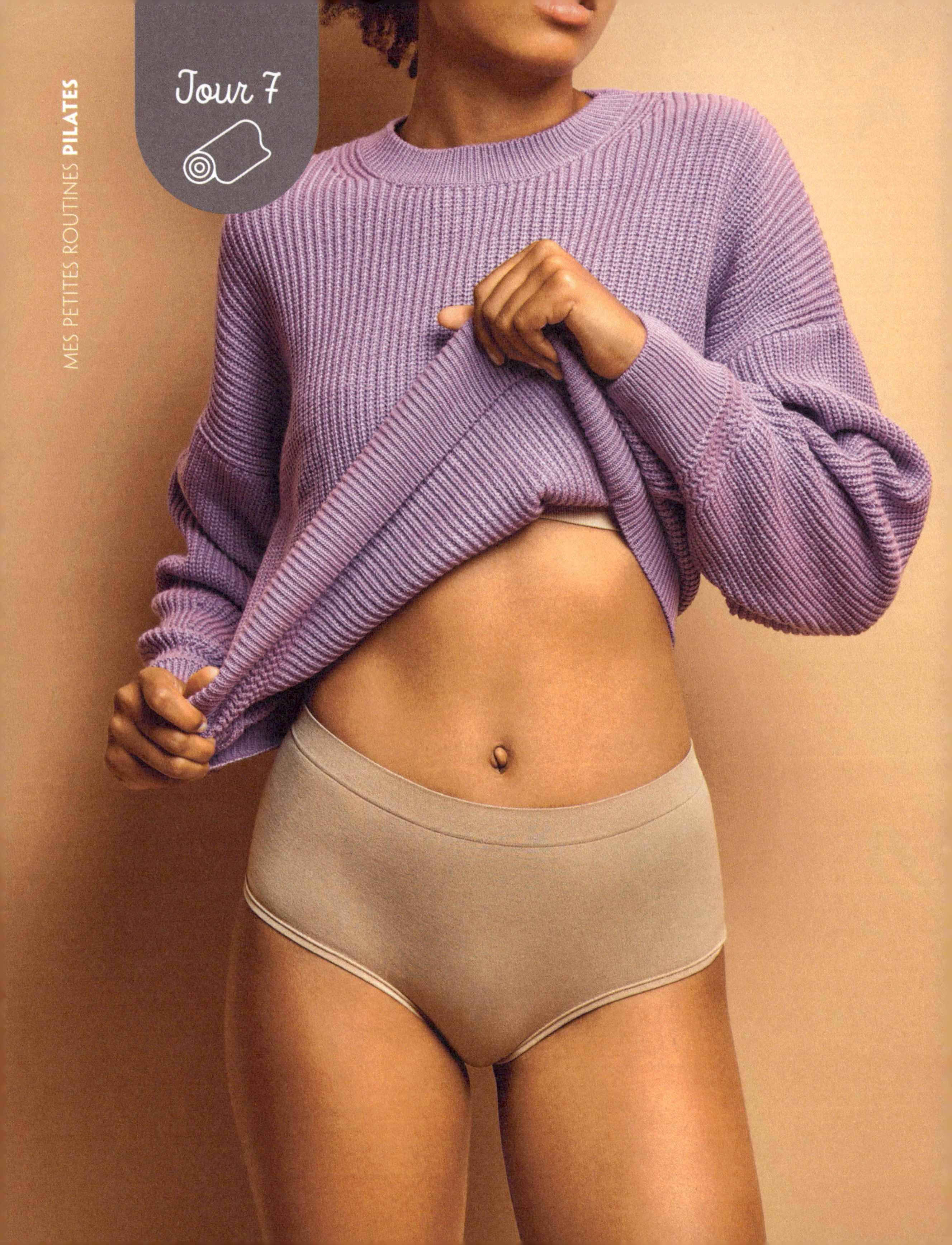

ZOOM sur

LES RÉFLEXES À ADOPTER POUR AVOIR UN VENTRE PLAT

Le Pilates est sans doute l'activité la plus efficace pour obtenir un ventre plat. Perdre son petit ventre est une chose, avoir comme objectif d'obtenir une planche de béton à la place des abdos comme les filles des magazines en est une autre. Pour le comprendre, il faut se pencher de plus près sur les différentes mécaniques de l'effet ventre plat.

Apprenez à faire la paix avec votre ventre

L'image que nous renvoie la presse féminine est en fait très éloignée de notre réalité physiologique : les cycles menstruels, la grossesse, la digestion... sont des processus qui impactent la forme de votre ventre. Avez-vous remarqué que le ventre est la seule partie du corps qui n'est pas protégée par un os ? C'est pour justement garder sa capacité à se moduler et à s'adapter à nos besoins ! Alors apprenez d'abord à en prendre soin.

Les trois réflexes à avoir pour garder un ventre plat

En sachant que votre ventre est vivant, qu'il bouge et se transforme en fonction des moments de la journée, des mois et des années, vous devez davantage vous entretenir. Voici trois facteurs qui favoriseront un ventre plat :

- **L'alimentation :** je pense que je ne vous apprends rien si je vous dis que votre alimentation joue un rôle essentiel. Une alimentation équilibrée sera votre alliée principale.
- **Les activités physiques à fortes dépenses caloriques :** plus vous vous dépensez, plus vous brûlez de calories et ciblez la perte de gras.
- **Travailler les bons abdominaux :** ceux de la couche profonde, et ça tombe plutôt bien car c'est exactement ce que travaille la méthode Pilates.

Jour 8

AFFINEZ VOTRE TAILLE

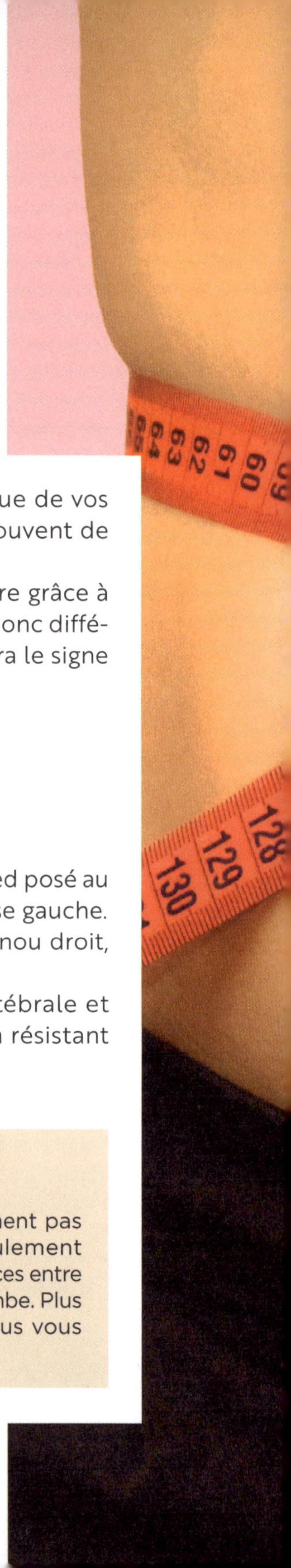

Aujourd'hui, je vous propose de travailler une partie spécifique de vos abdominaux : les obliques. Ce sont les abdominaux qui se trouvent de chaque côté de votre taille.
Pour les cibler, il faudra travailler en chaîne croisée, c'est-à-dire grâce à l'opposition entre la droite et la gauche. Les sensations seront donc différentes de la veille, une contraction musculaire en diagonale sera le signe d'un travail bien ciblé sur la taille.

EXERCICE 1

Le renforcement des obliques

1- Allongez-vous sur le dos, la jambe gauche fléchie avec le pied posé au sol et la jambe droite fléchie avec le pied posé sur la cuisse gauche.
2- Placez ensuite votre main gauche à l'intérieur de votre genou droit, coude pointé vers l'extérieur.
3- Sur une expiration, tirez le nombril vers la colonne vertébrale et pressez votre main gauche contre le genou droit tout en résistant avec ce dernier.
4- Inspirez, relâchez et répétez sur 10 respirations, puis changez de côté.

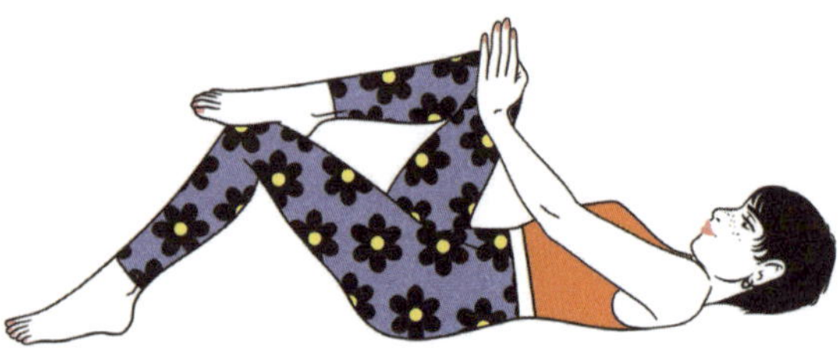

À SAVOIR

Ici, il n'y aura finalement pas de mouvement, seulement une opposition de forces entre votre bras et votre jambe. Plus vous pressez fort, plus vous travaillez.

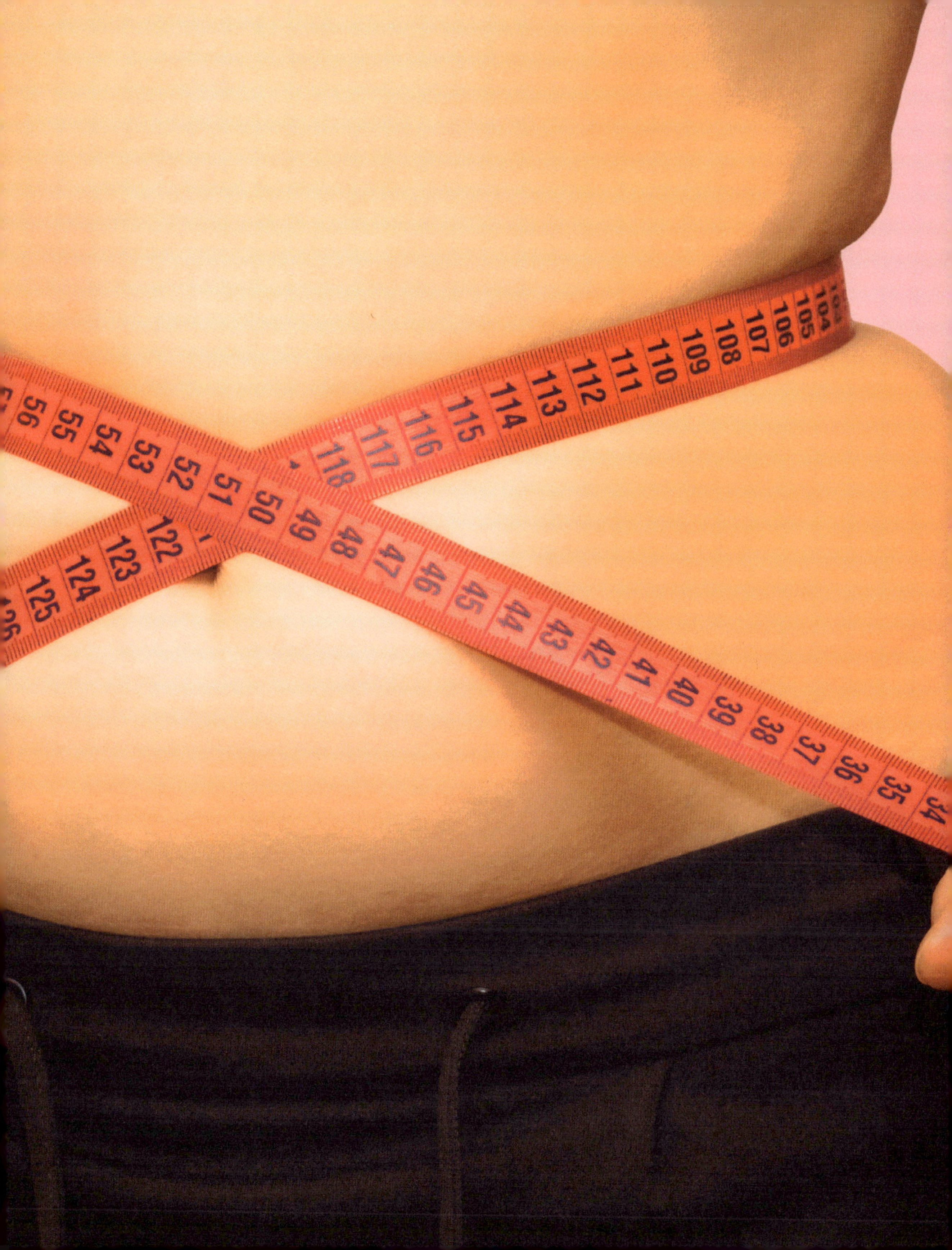

Jour 8

EXERCICE 2

Le balancier

1- Allongez-vous sur le dos en position de chaise renversée : bassin en position neutre, genoux fléchis à 90°, les cuisses perpendiculaires au sol. Vos bras sont ouverts et posés sur le sol, les mains sont à la hauteur des épaules, vos paumes sont tournées vers le ciel.
2- Sur une inspiration, descendez avec contrôle vos deux jambes vers la droite.
3- Arrêtez-vous avant que votre épaule gauche ne se décolle du sol.
4- Sur une expiration, ramenez lentement vos jambes dans leur position de départ.
5- Répétez 5 fois de chaque côté.

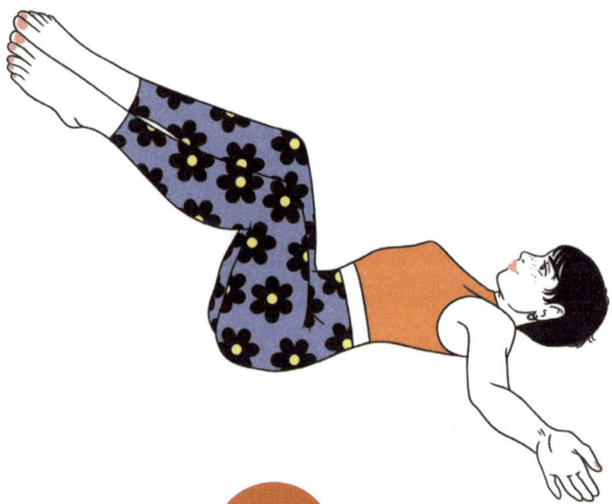

mes ASTUCES

Si cet exercice est trop difficile et que vous ressentez des tensions dans le bas du dos, fermez davantage l'angle des hanches, en rapprochant légèrement vos cuisses vers le ventre.

Le bas du dos sera, dans cette position, plus étiré.

ZOOM sur

LES ENNEMIS DU VENTRE PLAT

Vous connaissez bien évidemment l'impact d'une mauvaise alimentation et d'un manque d'activité physique, mais d'autres facteurs, parfois insoupçonnés, peuvent vous freiner et vous empêcher d'atteindre vos objectifs :

-1-

Le stress : l'anxiété provoque une surproduction de cortisol, une hormone qui augmente le stockage des graisses et particulièrement au niveau de la ceinture abdominale.

-2-

Le manque de sommeil : des études récentes montrent que le manque de sommeil favorise la prise de poids, voire l'obésité. En effet, la fatigue entraîne une baisse d'activité physique et donc une baisse de dépense énergétique et une augmentation de l'envie de grignotage (fringales). Un ventre plat passe aussi par une bonne nuit de sommeil, faites en sorte de dormir au minimum 7 heures par nuit.

-3-

Les aliments ultra-transformés : ces aliments qui ont subi plusieurs transformations – les sucreries, les gâteaux apéro, les sodas, les plats et soupes industriels... – sont beaucoup plus caloriques que les aliments non ou peu transformés. Ils contiennent également moins de nutriments et plus d'additifs et de conservateurs.

Jour 9

TRAVAILLEZ VOS ABDOMINAUX EN POSITION ASSISE

Maintenant que vous savez comment renforcer vos abdominaux en position allongée, passons au niveau supérieur avec le travail en position assise. Dans les exercices du jour, vous devrez à la fois rester concentré sur le renforcement musculaire, mais aussi et surtout sur le placement de votre dos. Mini mouvements et sensations intenses seront alors au rendez-vous.

EXERCICE 1

Le gainage assis

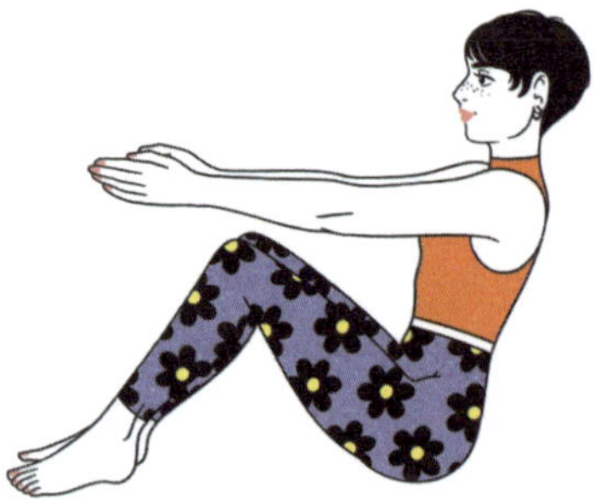

1- Asseyez-vous sur votre tapis, jambes fléchies, pieds posés à plat sur le sol à la largeur de votre bassin.
2- Allongez votre dos en cherchant à vous grandir.
3- Sur une inspiration, levez les bras vers l'avant jusqu'à amener les mains à la hauteur de vos épaules.
4- Sur une expiration, engagez le centre du corps et inclinez-vous légèrement vers l'arrière sans arrondir votre dos.
5- Sur une inspiration, revenez dans votre position de départ.
6- Répétez sur 10 respirations.

mes ASTUCES

Imaginez que vous portez une pile de livres sur le sommet de votre tête, pendant tout l'exercice. Continuez à repousser ces livres le plus possible vers le plafond. Ce ne sera pas facile, mais privilégiez vraiment cela à l'amplitude. Vous allez peut-être ne vous incliner que de quelques centimètres, mais si votre dos reste droit, vous obtiendrez un travail extrêmement efficace.

EXERCICE 2

La courbe C

1- Asseyez-vous sur votre tapis, jambes fléchies, pieds posés sur le sol à la largeur de votre bassin, les bras tendus vers l'avant, les mains à la hauteur de vos épaules.

2- Sur une inspiration, allongez votre dos en cherchant à vous grandir.

3- Sur une expiration, engagez le centre et enroulez doucement votre colonne en commençant par le bas jusqu'à ce que votre dos prenne la forme d'un « C ».

4- Inspirez dans la position en engageant le centre davantage.

5- Sur une expiration, revenez à la position initiale, dos droit.

6- Option plus facile : si cet exercice est trop difficile, vous pouvez l'effectuer en gardant les mains à l'arrière de vos cuisses juste au-dessus du pli du genou. Cela vous permettra de vous aider de la force des bras pour remonter.

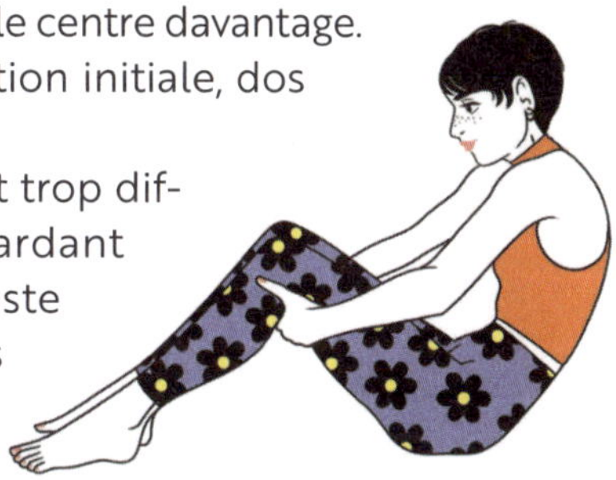

mes ASTUCES

Pour engager le centre de manière efficace, prenez l'image de la cuillère et du pot de glace. Imaginez votre centre s'engager un peu comme si une cuillère venait creuser dans votre ventre, efficacité garantie !

ZOOM sur

LES ABDOMINAUX

Les abdominaux sont constitués de plusieurs couches, chacune ayant un rôle bien spécifique. Comprendre leurs spécificités vous permettra de les travailler efficacement.

-1-

La couche superficielle : les grands droits, que tout le monde connaît sous le nom des fameuses tablettes de chocolat. En règle générale, dans le corps, les muscles superficiels servent à mettre votre corps en mouvement. Ici les grands droits permettent de rapprocher les épaules du bassin.

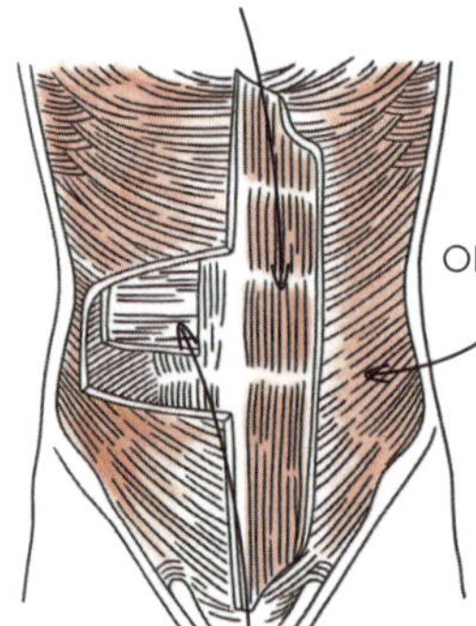

-2-

Les couches intermédiaires : les obliques (internes et externes), ce sont les abdos de votre taille, ceux qui vous permettent de vous incliner sur le côté ou de mettre votre dos en torsion.

-3-

La couche profonde : votre transverse. Ce muscle est littéralement votre gaine naturelle. Attaché à votre colonne vertébrale, ce muscle permet le maintien de tout votre système digestif et plus il sera tonique plus il aura un effet gainant.

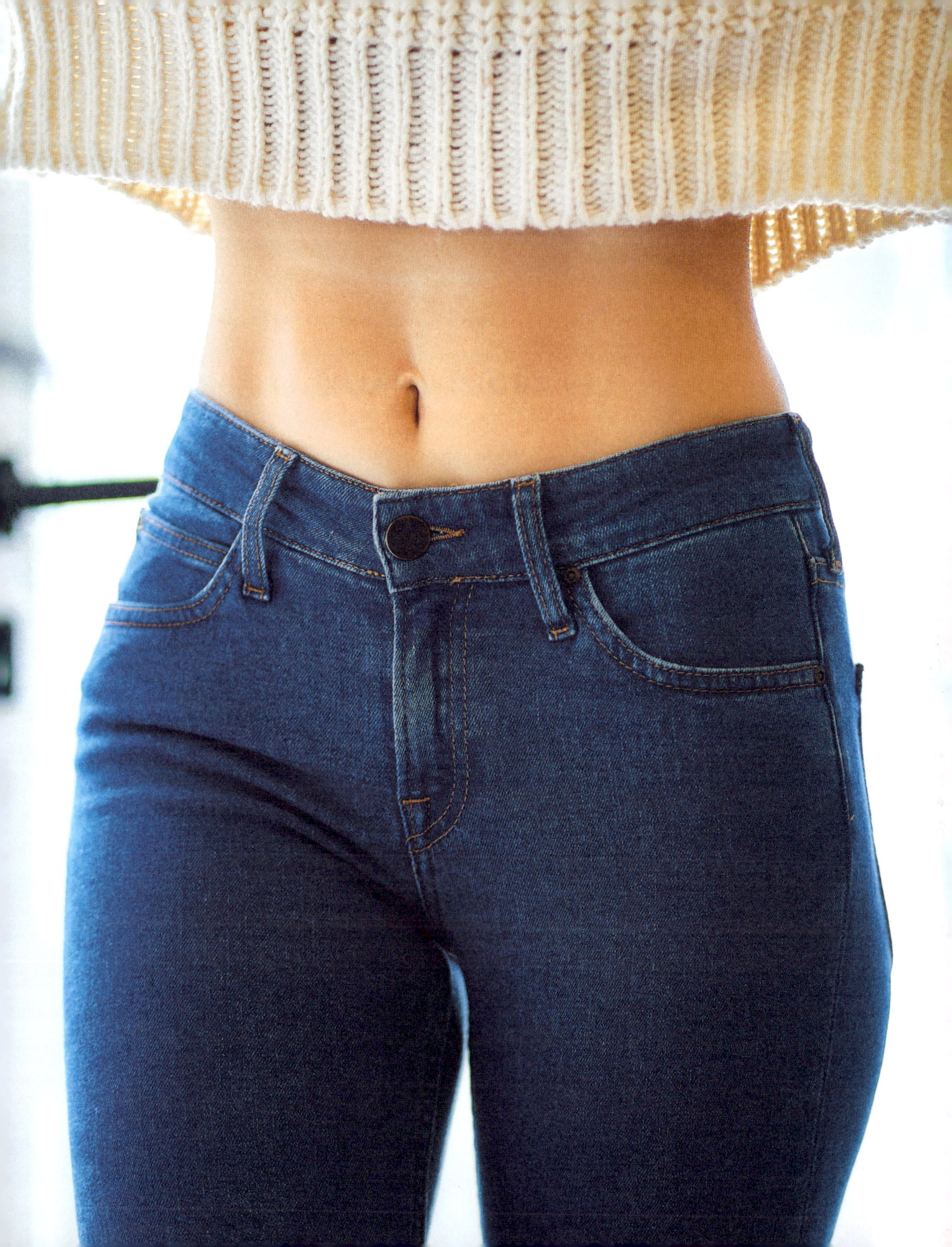

Jour 10

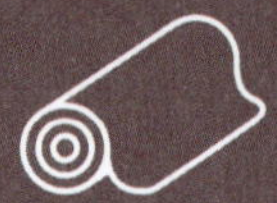

GAINEZ VOTRE VENTRE

Vous êtes à présent prêt à intégrer l'exercice roi pour obtenir un ventre plat : le gainage.
À travers les exercices de ce jour, vous irez à la rencontre d'un travail beaucoup plus global. Toutes les couches de vos abdominaux seront sollicitées, mais vous obtiendrez également une tonification de votre dos et de vos bras. Vous connaîtrez toutes les clés d'un bon placement pour un gainage efficace. Le mot d'ordre du jour : la qualité plus que la quantité.

EXERCICE 1

La planche

Mon conseil : pour engager le centre de manière efficace, prenez l'image de la cuillère et du pot de glace. Imaginez votre centre s'engager un peu comme si une cuillère venait creuser dans votre ventre, efficacité garantie !

1- Placez-vous en position de quatre pattes, les mains sous les épaules et les genoux légèrement en avant du bassin, la tête dans le prolongement de la colonne, le regard entre vos deux mains.
2- Repoussez activement le sol avec vos mains, de manière à sentir vos omoplates se plaquer dans votre dos.
3- Sur une première expiration, engagez le centre du corps en tirant le nombril vers la colonne et tendez votre jambe droite derrière vous en crochetant vos orteils sur le sol, sans rien perdre du placement de votre dos.
4- Sur une seconde expiration, tendez votre jambe gauche pour trouver la position de la planche.

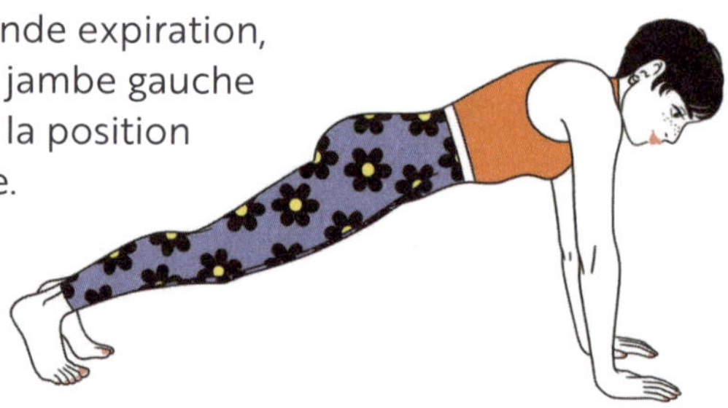

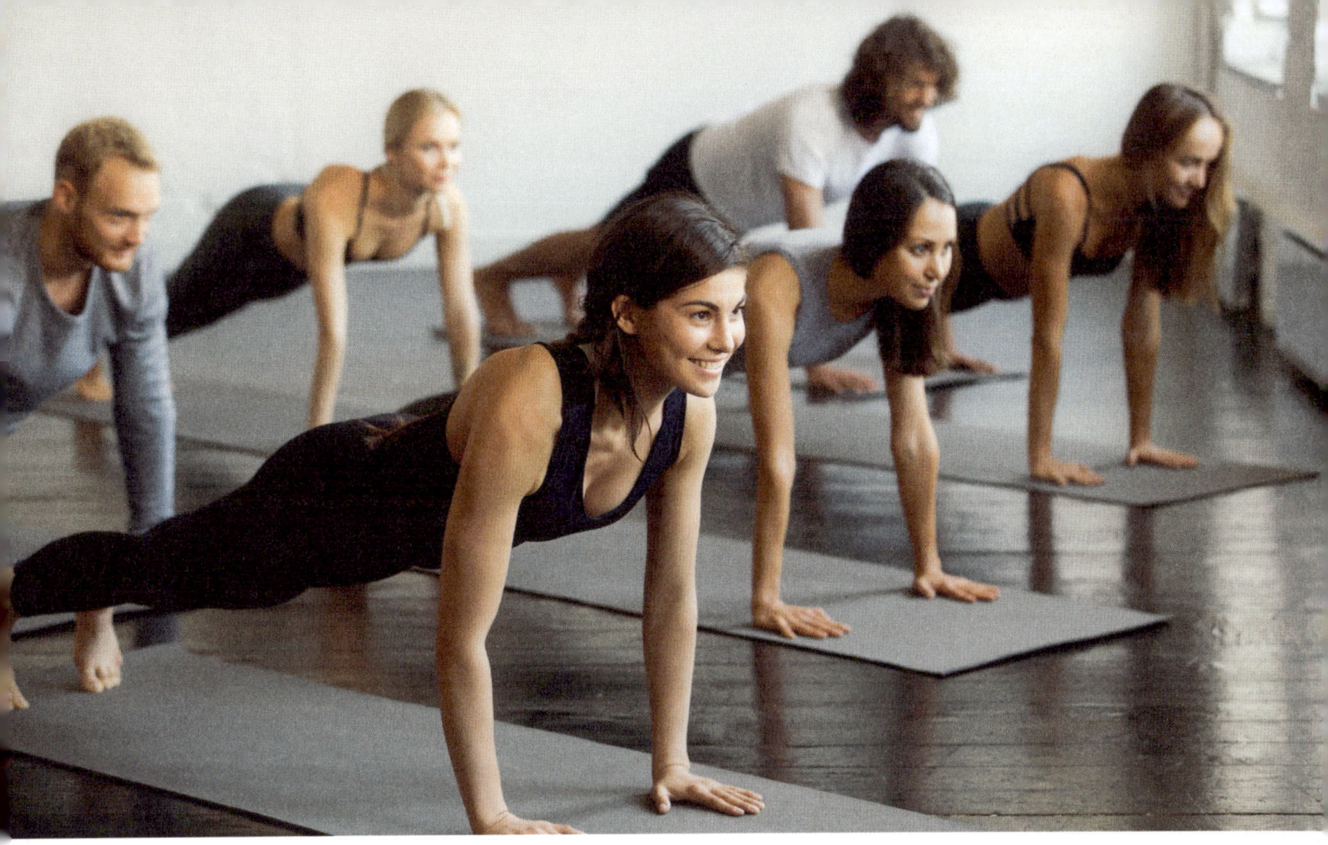

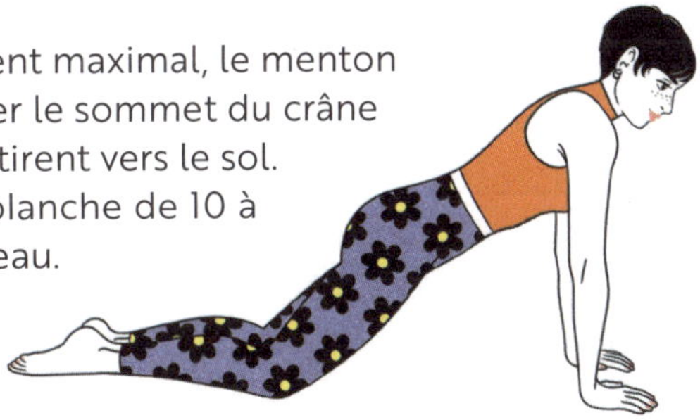

5- Trouvez un autograndissement maximal, le menton légèrement rentré pour étirer le sommet du crâne vers l'avant et les talons qui tirent vers le sol.
6- Restez dans la position de planche de 10 à 30 secondes selon votre niveau.
7- Répétez 3 fois.

mes ASTUCES

Le plus important dans un gainage, c'est l'engagement du centre du corps. Si vous sentez que votre centre n'est plus engagé et que votre ventre se met à pousser vers le tapis, c'est que votre planche n'est plus efficace. Il sera préférable de déposer les genoux au sol pour faire une petite pause. Aussi, si la planche complète est trop difficile, ce n'est pas grave, vous pouvez réaliser la demi-planche. Vos genoux seront posés au sol et votre bassin sera aligné entre vos épaules et vos genoux.

Jour 10

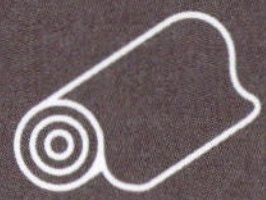

EXERCICE 2

La planche latérale

1- Sur votre tapis, placez votre main droite, votre genou droit et votre pied gauche sur une même ligne.
2- Sur une expiration, engagez votre centre et poussez sur ces trois points d'appui jusqu'à vous retrouver en position de planche latérale.
3- Restez de 10 à 30 secondes dans la posture, puis changez de côté.

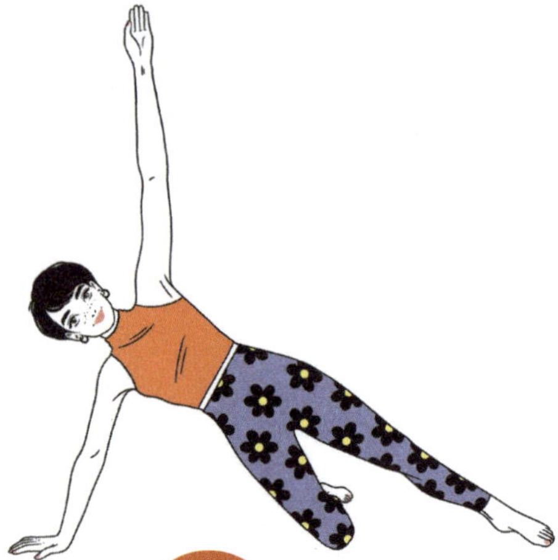

mes ASTUCES

Imaginez être coincé entre deux murs, tout votre corps doit être aligné sur un même plan.

Pour ceux qui voudraient augmenter la difficulté, décollez votre genou du sol et tendez votre jambe. Vous n'aurez plus que les deux pieds et la main en contact avec le sol.

EXERCICE 3

Le gainage à quatre pattes

1- Installez-vous en position de quatre pattes : les mains posées à plat sous vos épaules, les genoux légèrement à l'avant de vos hanches et la tête dans le prolongement de votre colonne vertébrale. Vos orteils sont crochetés sur le tapis.
2- Sur une expiration, engagez le centre du corps en tirant le nombril vers la colonne vertébrale et pressez le sol de vos mains et de vos pieds de manière à décoller de quelques centimètres à peine vos deux genoux du tapis.
3- Restez 5 respirations.
4- Sur une inspiration revenez lentement et toujours avec contrôle à votre position de départ, les deux genoux au sol.

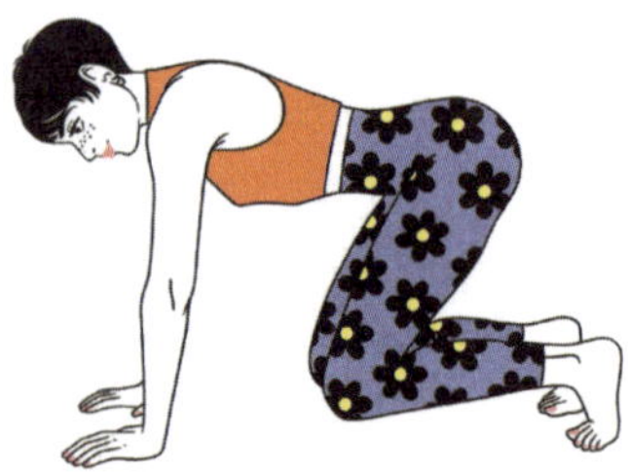

ZOOM sur

LES CLÉS D'UN BON GAINAGE

Le gainage est le roi des exercices « ventre plat » ! Mais pour obtenir des résultats, faut-il encore savoir comment le faire correctement. Le travail de gainage ne résulte pas de la position, mais tout simplement de l'engagement du centre du corps. Souvenez-vous de ce muscle abdominal appelé transverse (voir page 52) : il nous sert de gaine naturelle, c'est donc lui le responsable du gainage. Retenez ces deux conseils :

- Le premier, c'est que l'on peut gainer dans différentes positions. Dès que vous activez votre transverse dans un objectif de stabilité du tronc vous faites du gainage. Il est donc possible de travailler son gainage en position assise, à quatre pattes voire debout.

- Le second est que faire une planche sans engager votre muscle transverse, ce n'est pas du gainage ; vous n'aurez donc aucun résultat à le travailler ainsi.

Privilégiez le gainage dynamique
Ne vous mettez aucun objectif de temps, votre seul et unique objectif est de tenir la position avec un centre engagé et un dos aligné. Dès que vous commencerez à être plus à l'aise dans l'exercice, plutôt que d'augmenter la durée, privilégiez le gainage dynamique, c'est-à-dire du gainage en mouvement. Cela sollicitera d'autres groupes musculaires comme les bras, les jambes ou les fessiers et vous obtiendrez un résultat très complet. En plus du ventre plat, vous obtiendrez un meilleur maintien de votre colonne vertébrale et donc une amélioration de votre posture.

Jour 11

GAGNEZ EN INTENSITÉ

Maintenant que vous maîtrisez le gainage statique, passons à la vitesse supérieure avec le gainage dynamique. En mettant du mouvement dans vos exercices de planche, vous allez bien évidemment monter en intensité mais avant tout, vous obtiendrez un travail plus fonctionnel, c'est-à-dire plus proche des gestes que vous réalisez dans votre quotidien.

EXERCICE 1

La demi-planche avec un bras levé

1- Placez-vous en demi-planche : les genoux posés au sol à la largeur de votre bassin, les bras tendus, les mains sous les épaules et le bassin aligné entre les épaules et les genoux.

2- Sur une expiration, engagez le centre du corps et levez lentement votre bras droit tendu devant vous.

3- Sur une inspiration, replacez votre main au sol, puis changez de côté.

4- Répétez 5 fois de chaque côté.

mes ASTUCES

L'ouverture de vos genoux vous permettra de faire varier l'intensité de l'exercice. Des genoux ouverts plus larges que la largeur de votre bassin vous donneront un appui plus stable et l'exercice n'en sera que plus facile. À l'inverse, des genoux plus resserrés amoindriront votre stabilité et l'exercice n'en sera que plus difficile.

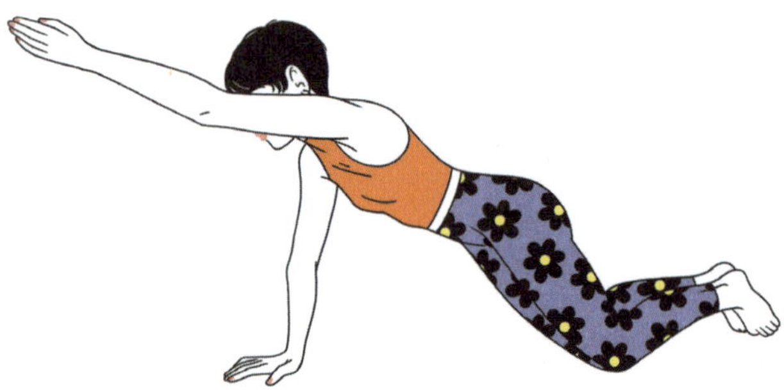

EXERCICE 2

La planche avec un pied levé

1- Placez-vous dans la position de la planche : mains sous les épaules, orteils crochetés au sol à la largeur de votre bassin, bassin aligné entre les épaules et les pieds, tête dans le prolongement de la colonne.

2- Trouvez un autograndissement maximal, le menton légèrement rentré pour étirer le sommet du crâne vers l'avant et les talons qui tirent vers le sol.

3- Sur une inspiration, commencez à engager votre centre et pressez fortement le sol de vos mains.

4- Sur une expiration, engagez davantage votre centre et décollez votre pied droit du sol, sans que rien d'autre bouge.

5- Sur une inspiration, déposez votre pied au sol puis changez de côté.

6- Répétez 5 fois de chaque côté.

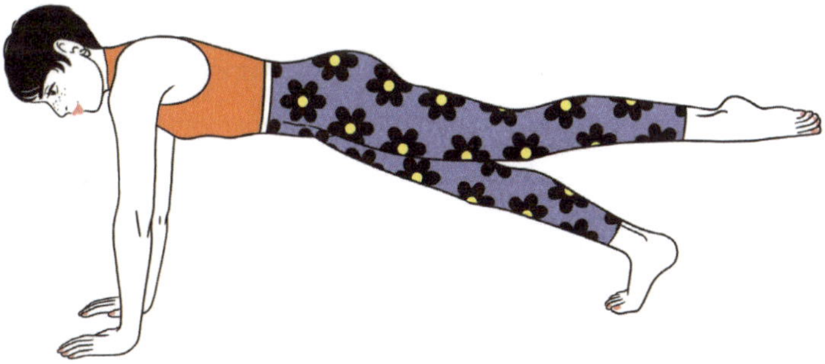

mes ASTUCES

Dans cet exercice, à la différence du précédent, vous gagnerez en stabilité en resserrant vos pieds dans votre position de départ. Vous pouvez même aller jusqu'à coller vos pieds l'un contre l'autre pour les plus débutants d'entre vous.

Jour 11

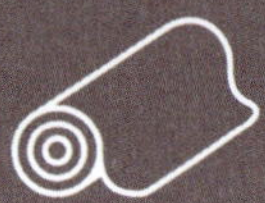

EXERCICE 3

La planche latérale main cuisse

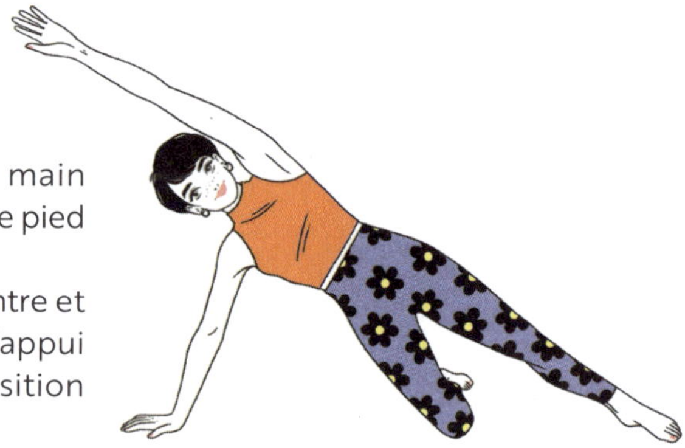

1- Sur votre tapis, placez votre main droite, votre genou droit et votre pied gauche sur une même ligne.

2- Expirez en engageant votre centre et poussez sur ces trois points d'appui jusqu'à vous retrouver en position de planche latérale.

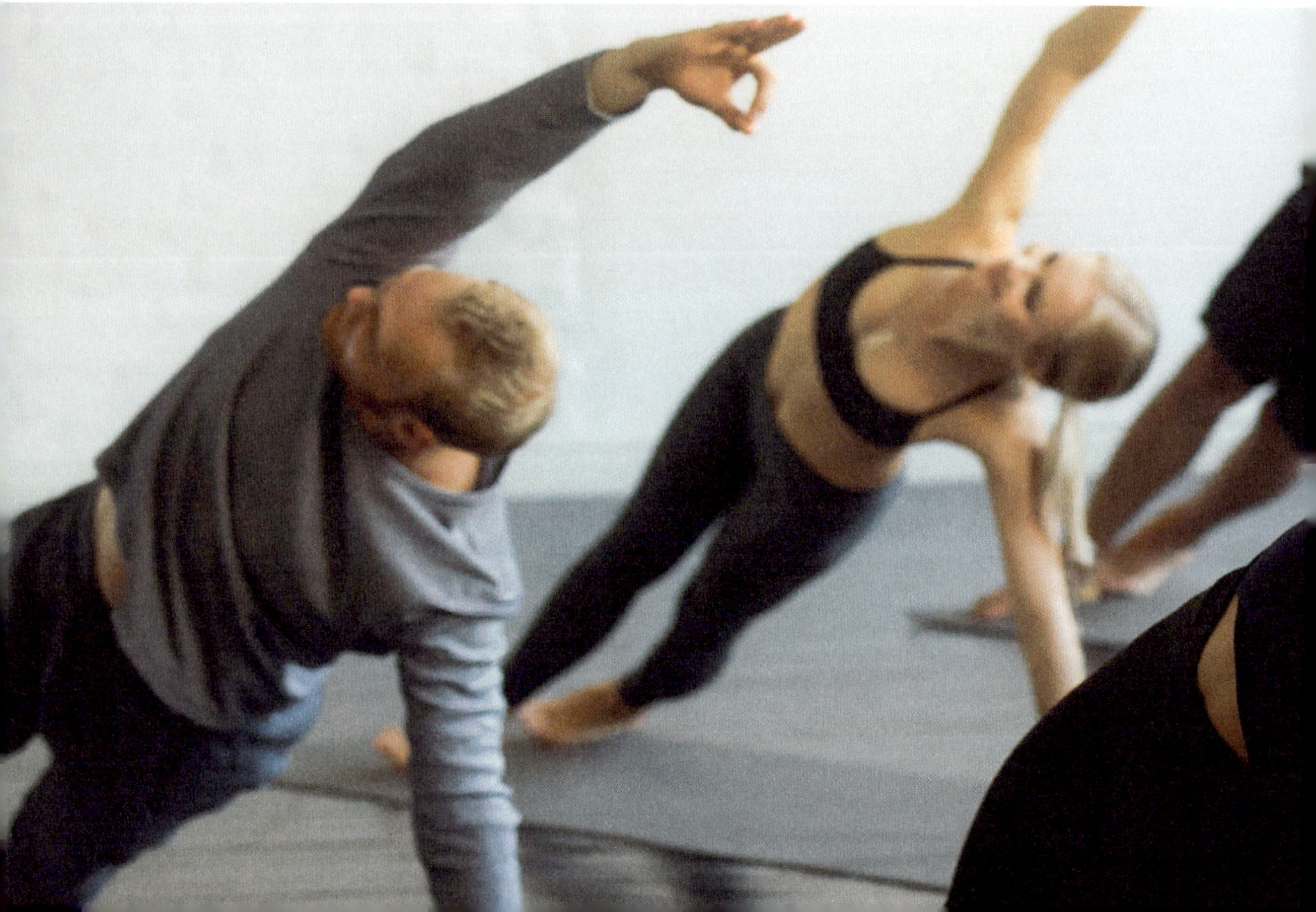

3- Placez votre bras gauche tendu à côté de votre oreille et décollez votre pied gauche du sol.

4- Sur une expiration, amenez votre main gauche sur votre cuisse gauche devant votre nombril.

5- Sur une inspiration, revenez en position initiale.

6- Répétez 5 fois, puis changez de côté.

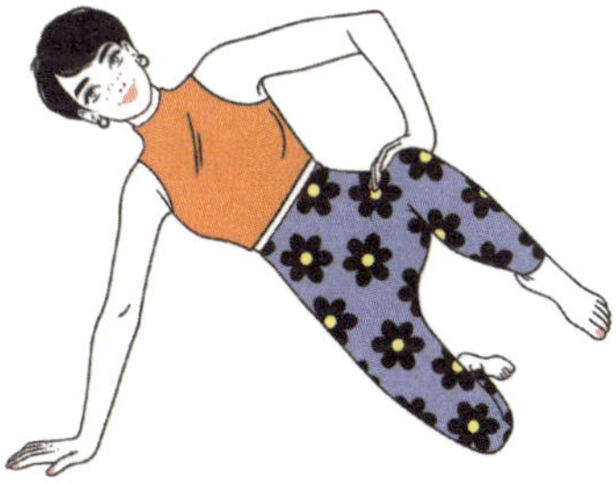

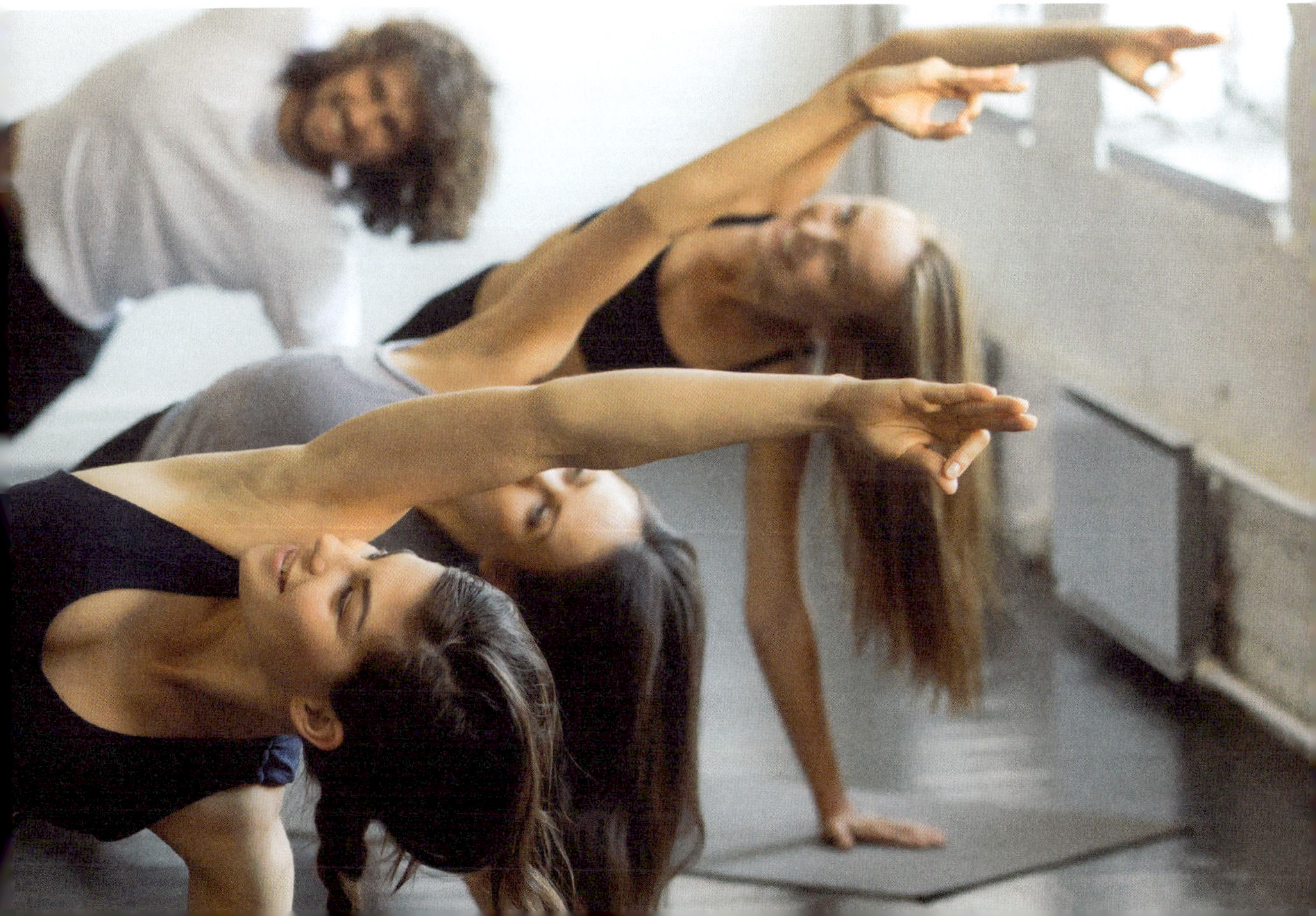

Jour 12

RENFORCEZ VOS ABDOS GRÂCE À LA RESPIRATION

Pour clôturer cette semaine intense pour vos abdominaux, je vous propose une tout autre approche du renforcement abdominal. Plus douce, mais terriblement efficace, vous allez apprendre à travailler vos abdominaux grâce à votre respiration et plus précisément grâce au diaphragme. Un exercice passe-partout que vous pourrez effectuer plusieurs fois par jour, que ce soit à la fin de votre routine abdos ou tout simplement quand vous avez cinq minutes disponibles dans votre journée.

EXERCICE 1

Les abdos hypopressifs

Note : évitez la pratique de cet exercice si vous êtes dans les cas suivants :

- hypertension artérielle, glaucome, migraine : la diminution de pression intra-abdominale entraîne une augmentation des pressions thoracique et intracrânienne ;
- grossesse : cet exercice se réalise en apnée, ce qui priverait le fœtus d'oxygène ;
- opération chirurgicale de l'abdomen récente.

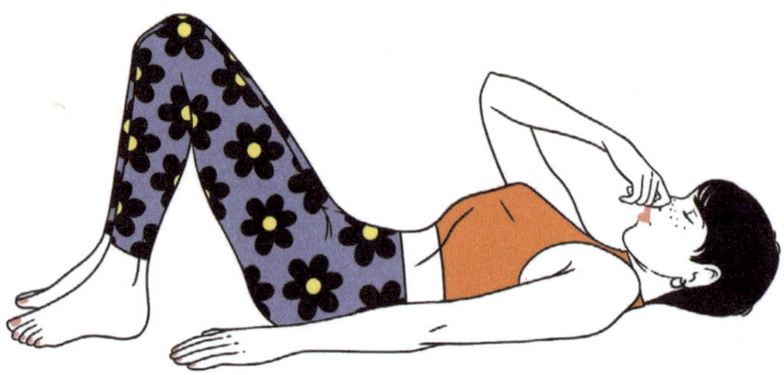

PHASE 1 : préparez vos abdos

1- Allongez-vous sur le dos, jambes fléchies, pieds posés au sol à la largeur de votre bassin, bras le long du corps et la nuque bien étirée.
2- Inspirez par le nez en laissant votre ventre se gonfler naturellement.
3- Expirez par la bouche en vidant tout l'air de vos poumons et en ramenant le nombril vers la colonne vertébrale.
4- Bloquez votre respiration, fermez la bouche et pincez-vous le nez, pour ne plus laisser entrer d'air dans vos poumons.

PHASE 2 : la dépression

1- La suite de l'exercice se réalise en apnée, les poumons vides.
2- Faite l'action d'inspirer en ouvrant les côtes, sans laisser d'air rentrer dans vos poumons.
3- Votre diaphragme va alors remonter, entraînant une dépression dans l'abdomen. Votre ventre va se creuser de manière exagérée, et vos organes vont être aspirés vers les côtes.
4- Restez en apnée minimum 5 secondes, voire plus si vous êtes à l'aise.
5- Ouvrez la bouche et prenez une réelle inspiration pour remplir vos poumons d'air.
6- Répétez de 3 à 5 fois.
7- Quand cette technique vous paraîtra acquise, n'hésitez pas à varier les positions : debout, assis en tailleur, à quatre pattes. Lorsque vous serez devenu expert, testez cette pratique lors d'un exercice de gainage planche, sensations intenses garanties !

mes ASTUCES

Cet exercice étant un exercice d'apnée, prenez le temps entre chaque répétition d'exercices de refaire quelques cycles respiratoires classiques, afin d'éviter d'avoir la tête qui tourne.

Également, il deviendra votre exercice miracle lorsque vous souffrirez de troubles digestifs occasionnels.

ZOOM sur

TRAVAILLER LES ABDOS HYPOPRESSIFS

C'est une technique encore peu connue du grand public, mais dont on parle de plus en plus pour son effet ventre plat. Bien que mise en lumière par le Dr Marcel Caufriez dans les années 1990, puis par le Dr Bernadette de Gasquet dans les années 2000, elle est en réalité bien plus ancienne, on pourrait même dire ancestrale, puisqu'elle nous vient du yoga. Appelé Uddiyana Bandha, cet exercice est avant tout un travail de respiration qui consiste à faire remonter le diaphragme le plus haut possible pour diminuer la pression intra-abdominale et aspirer tous les organes de l'abdomen vers le haut.

Abdos *hypopressifs* vs abdos *hyperpressifs*

Pour comprendre cette technique, il faut d'abord savoir ce que sont les abdos hyperpressifs ! Ce sont des exercices de renforcement de la ceinture abdominale, comme le « crunch » – pas la tablette de chocolat, hein. Cet exercice est parfait pour renforcer vos abdominaux, mais il a aussi de nombreux inconvénients ! En le pratiquant, vous créez une pression intra-abdominale. Cette pression, sur du long terme, va malheureusement faire perdre du tonus musculaire à votre périnée, mais également être délétère pour vos lombaires.

Donc si vous ne voulez pas vous retrouver avec un périnée raplapla et des problèmes de dos, je vous les déconseille vivement. Si les abdos hyperpressifs augmentent la pression intra-abdominale, les abdos hypopressifs à l'inverse, la diminuent.

Quels sont les bienfaits ?

- Renforcement de la couche profonde de vos abdominaux pour un effet ventre plat.
- Renforcement du périnée.
- Meilleure mobilité du diaphragme.
- Amélioration du transit, grâce au massage du système digestif.
- Amélioration du retour veineux.

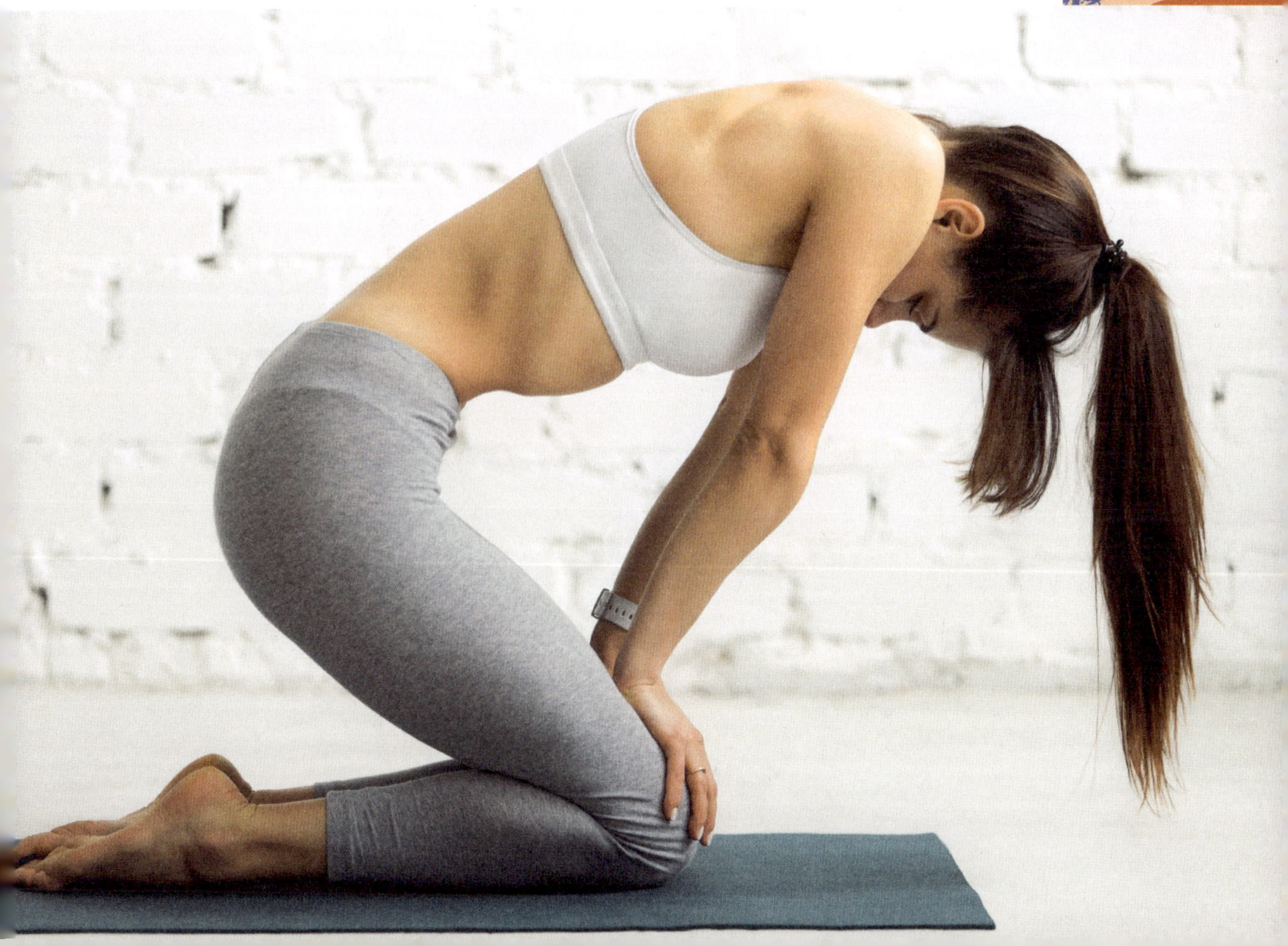

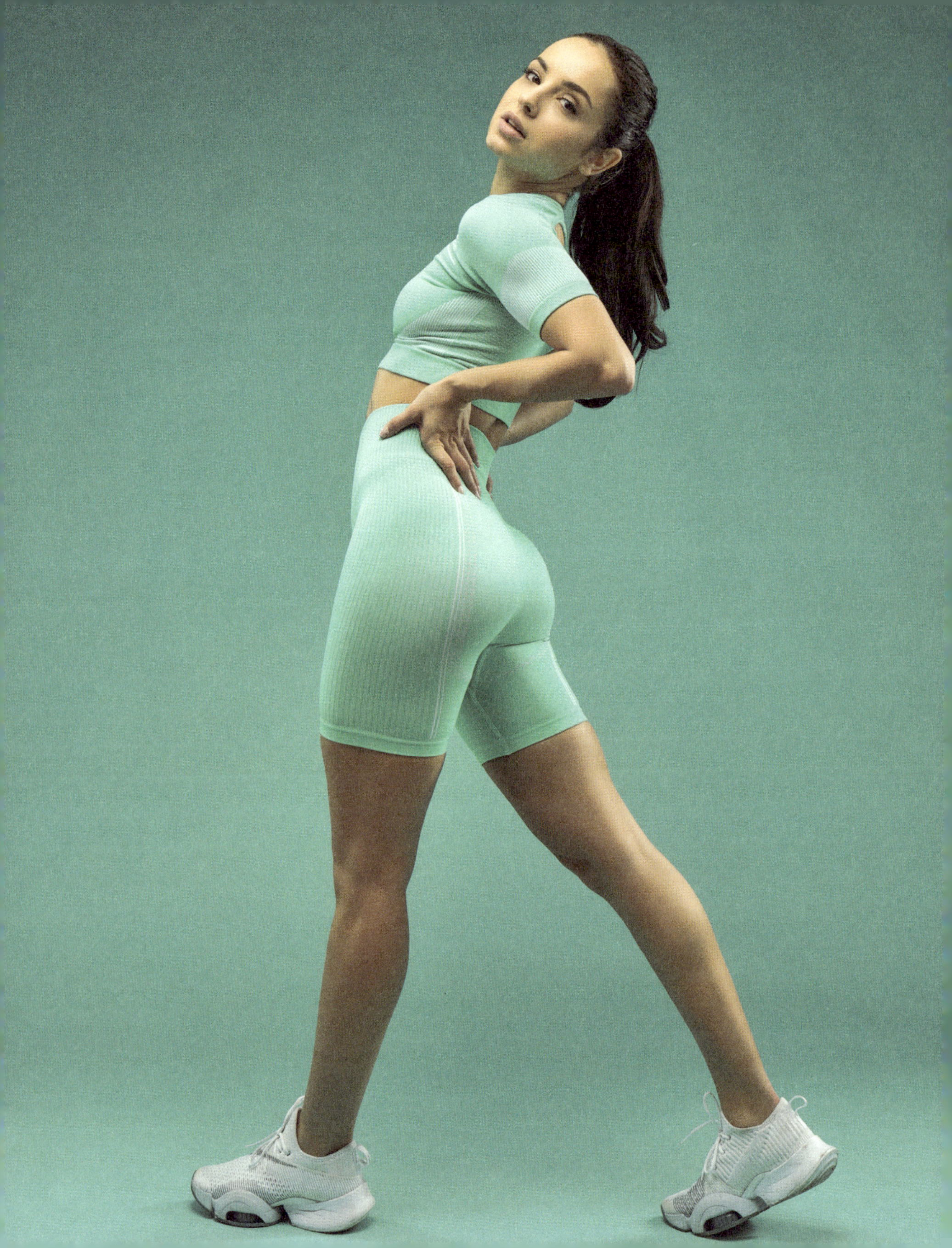

Semaine 3

PRENEZ SOIN **DE VOTRE DOS**

Un dos, on n'en a qu'un, alors autant le chouchouter pour qu'il nous accompagne le plus longtemps possible. Malheureusement, dans notre société actuelle, le dos est malmené, non pas parce qu'il travaille trop ou mal, mais parce qu'il manque de mouvements au quotidien. Un dos en bonne santé, c'est un dos mobile, fort et souple à la fois, en bref, un dos qui bouge, quoi !

Jour 13

DÉCOMPRESSEZ LES VERTÈBRES

Notre colonne vertébrale, petit bijou de technologie humaine, a permis à l'homme de devenir un être bipède – de se tenir debout. La verticalité a permis aussi la découverte d'une nouvelle contrainte : la gravité. En comprenant comment votre colonne vertébrale fonctionne, vous découvrirez les clés d'un dos en bonne santé et les gestes à adopter pour lutter efficacement contre la pesanteur subie au quotidien.

EXERCICE 1

La pince

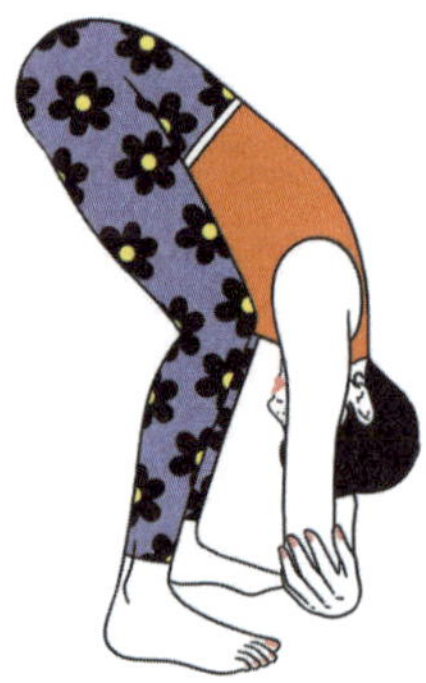

1- Placez-vous en position debout, les pieds à la largeur de votre bassin et les bras le long du corps.
2- Sur une inspiration, levez les bras vers le ciel en vous grandissant.
3- Sur une expiration, plongez vers l'avant à partir des hanches, en maintenant le dos droit, fléchissez légèrement vos jambes et descendez jusqu'à ce que votre ventre vienne se déposer sur vos cuisses.
4- Relâchez complètement le haut du corps, qui est à présent supporté par vos jambes.
5- Restez 30 secondes, puis remontez en déroulant votre dos vertèbre après vertèbre.

mes ASTUCES

Pour encore plus d'étirement, vous pouvez une fois dans la position de la pince, attraper vos coudes avec vos mains, cela augmentera la traction vers le bas et décompressera encore plus vos disques intervertébraux.

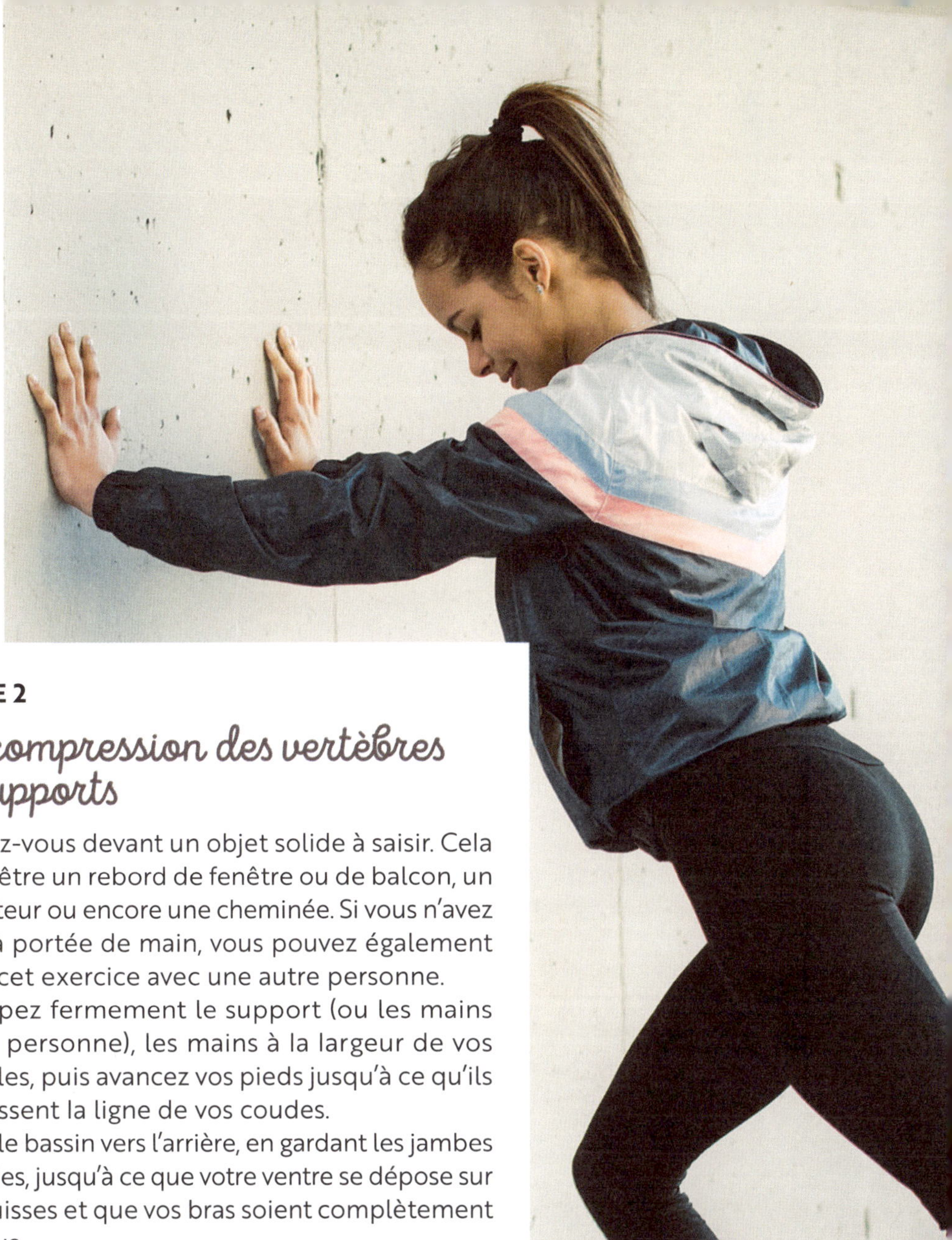

EXERCICE 2

La décompression des vertèbres avec supports

1- Placez-vous devant un objet solide à saisir. Cela peut être un rebord de fenêtre ou de balcon, un radiateur ou encore une cheminée. Si vous n'avez rien à portée de main, vous pouvez également faire cet exercice avec une autre personne.

2- Attrapez fermement le support (ou les mains de la personne), les mains à la largeur de vos épaules, puis avancez vos pieds jusqu'à ce qu'ils dépassent la ligne de vos coudes.

3- Tirez le bassin vers l'arrière, en gardant les jambes fléchies, jusqu'à ce que votre ventre se dépose sur les cuisses et que vos bras soient complètement tendus.

4- Plus vous laisserez le poids du corps partir vers l'arrière, plus la décompression de vos disques intervertébraux sera intense.

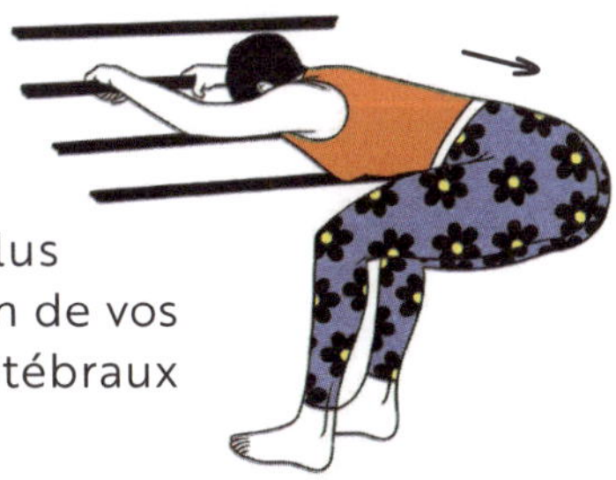

ZOOM sur

LE MAL DE DOS, LE MAL DU SIÈCLE

« Un corps libre de tensions et de fatigue permet d'affronter toutes les complexités de la vie », Joseph Pilates

On entend de plus en plus parler du mal de dos comme étant le mal du siècle ; c'est d'ailleurs la deuxième cause d'arrêt de travail dans les pays industrialisés – et ce n'est pas anodin. En France, les chiffres sont eux alarmants puisque 80 à 90% des Français auront au moins une fois dans leur vie des problèmes de dos. La raison principale ? Notre mode de vie de plus en plus sédentaire... La position assise trop longtemps maintenue, le manque d'activité physique, le surpoids et le stress en sont les principaux responsables. La bonne nouvelle, c'est que ces facteurs sont modifiables et qu'il ne tient qu'à nous de changer nos habitudes. Afin de soulager et d'éviter les récidives, voici quelques conseils que vous pouvez mettre en place dès à présent :

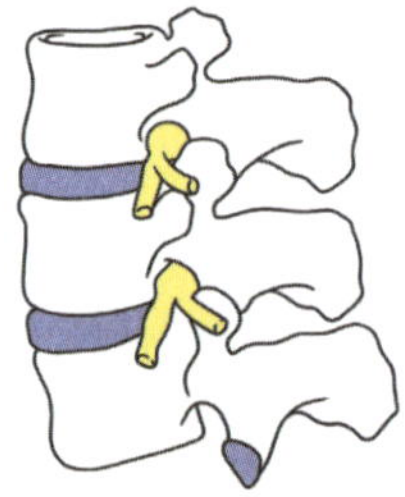

- Pratiquez une activité physique régulière qui à la fois réhabituera votre corps au mouvement, mais aussi renforcera les muscles de votre dos pour une meilleure stabilité.
- Variez vos positions, n'oubliez pas que la mauvaise posture est celle qui dure.
- Ne passez pas trop d'heures en position assise ou, si vous ne pouvez faire autrement, faites régulièrement des pauses.

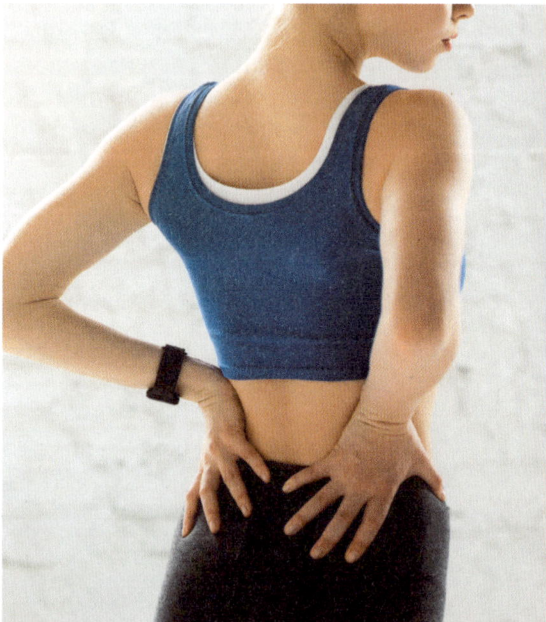

- Apprenez à vous détendre grâce à des activités apaisantes comme la méditation, le yoga, les exercices de respiration.

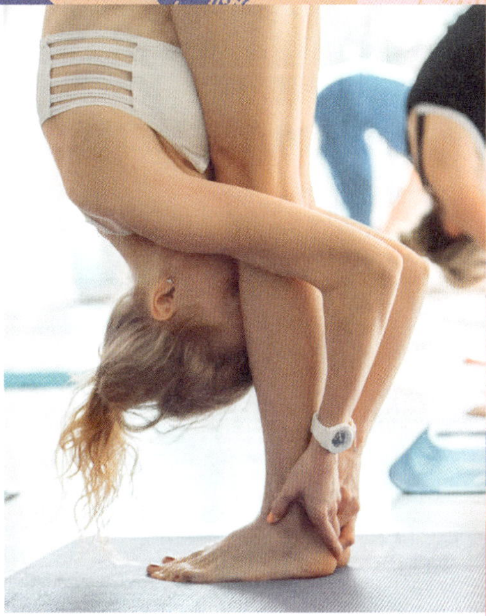

Anatomie des disques et des vertèbres

La colonne vertébrale est comparable au mât d'un bateau où les muscles du dos et les abdominaux agiraient tels des haubans qui maintiendraient notre dos, à l'énorme différence que notre colonne, elle, est flexible et mobile. Cette mobilité, on la doit aux vingt-quatre vertèbres (coccyx, sacrum, lombaires, dorsales et cervicales) empilées, mais aussi à ces quatre courbures (2 cyphoses et 2 lordoses) qui font de la colonne vertébrale un véritable ressort osseux.
Grâce à cette combinaison de force et de mobilité, notre colonne vertébrale nous permet de nous mouvoir dans plusieurs directions, mais aussi de sauter sans nous blesser. Elle est également une alliée indispensable puisqu'elle abrite et protège notre système nerveux central : la moelle épinière.

Les disques intervertébraux

Entre chacune de nos vertèbres se trouve le disque intervertébral qui forme comme un coussinet gélatineux amortisseur de chocs.
Avec le temps, les disques s'usent, se dégradent et ne jouent plus leur rôle d'amortisseur, mais cette usure normale des disques peut être accélérée prématurément par la sédentarité et l'accumulation de mouvements répétitifs. On parle alors de discopathie.

Un quart de la longueur totale de notre colonne vertébrale correspond aux disques intervertébraux. Les disques s'usant et perdant naturellement en épaisseur avec l'âge, voilà pourquoi, en partie, nous rapetissons en vieillissant et nous grandissons… le matin ! (Voir page 75).

Jour 14

MOBILISEZ VOTRE DOS

« Mal de dos : le bon traitement c'est le mouvement », cette phrase est devenue le refrain de la Sécurité sociale depuis quelques années maintenant. La bonne nouvelle, c'est que ce « médicament » est complètement gratuit et accessible à tous, alors pourquoi s'en priver !
Aujourd'hui, en remettant du mouvement dans votre dos grâce à des exercices simples et progressifs, vous reprendrez confiance dans votre capacité à vous mouvoir librement et sans douleur.

EXERCICE 1

Dos creux, dos rond

1- Placez-vous à quatre pattes, les mains sous les épaules et les genoux placés légèrement à l'avant de votre bassin. Votre tête se trouve dans le prolongement de votre colonne et votre regard est dirigé à l'avant de vos mains.

2- Sur une inspiration, relevez la tête et montez le regard vers l'avant, creusez votre dos en tirant le coccyx vers le ciel.

3- Sur une expiration, enroulez votre dos en commençant par le bassin, puis arrondissez progressivement l'ensemble de votre dos.

4- Rentrez le menton vers le sternum et montez sur le bout de vos doigts, comme un chat qui ferait ses griffes.

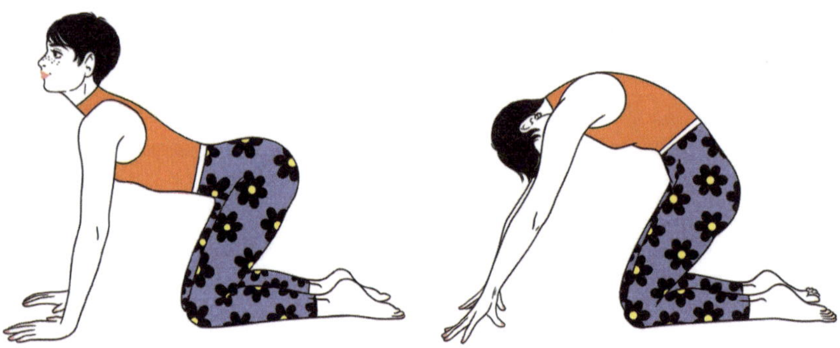

EXERCICE 2

Montée à la corde

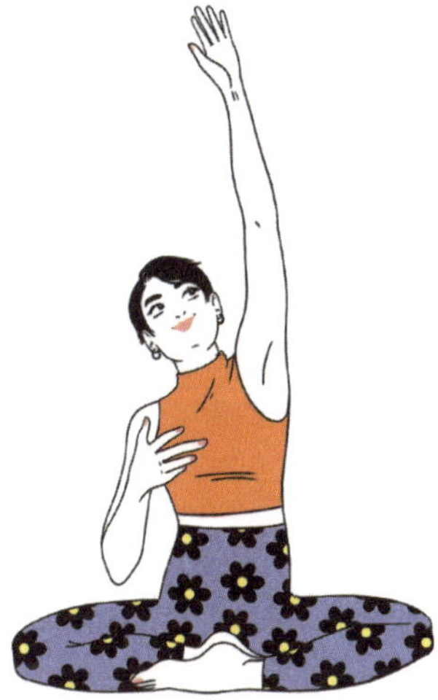

1- Asseyez-vous en tailleur, si besoin pour plus de confort vous pouvez surélever votre bassin avec un ou plusieurs coussins.
2- Imaginez une corde qui serait suspendue juste devant vous.
3- Attrapez-la et commencez à grimper à cette corde imaginaire comme si vous étiez en train de vous hisser.
4- Répétez ce mouvement pendant 30 secondes

mes ASTUCES

Si vous êtes à l'aise dans cet exercice, vous pouvez également vous imaginer assis en tailleur dans une grande bulle. Fermez les yeux et essayez d'aller toucher les parois de cette bulle imaginaire. Ne vous mettez pas de limites, allez là où vos mains ont envie d'aller.

À droite, à gauche, vers l'avant ou vers l'arrière, explorez et ressentez les sensations de votre dos en mouvement.

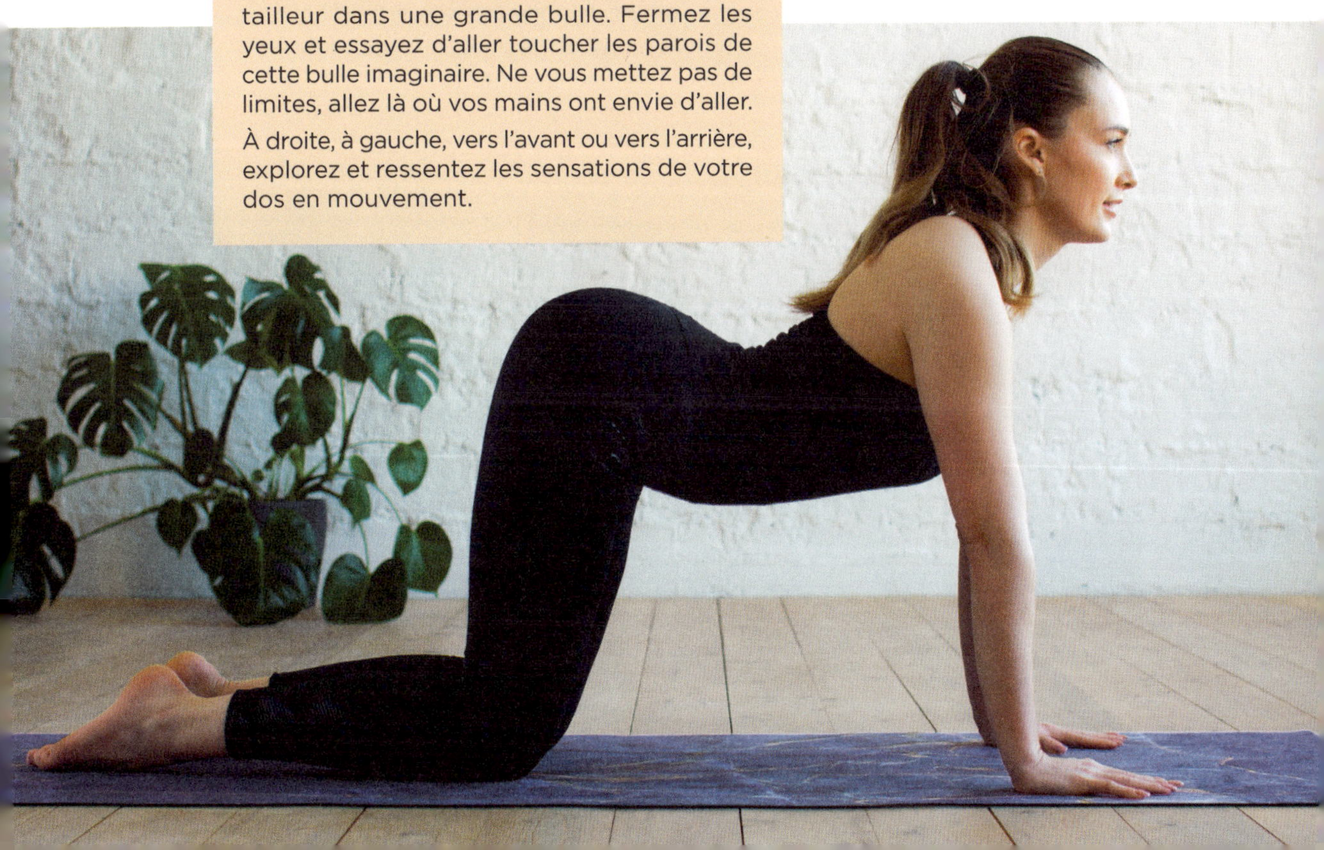

Jour 14

EXERCICE 3

La fente en torsion

1- Debout sur vos genoux, faites un grand pas vers l'avant avec votre pied droit pour vous retrouver dans une fente. Gardez votre genou, votre tibia et votre pied gauche sur le tapis.
2- Placez votre main gauche sur le tapis à côté de votre pied droit.
3- Sur une inspiration, ouvrez votre bras droit vers le ciel.
4- Sur une expiration, descendez votre main droite vers le tapis.
5- Répétez 10 fois puis recommencez tout l'exercice en inversant les côtés.

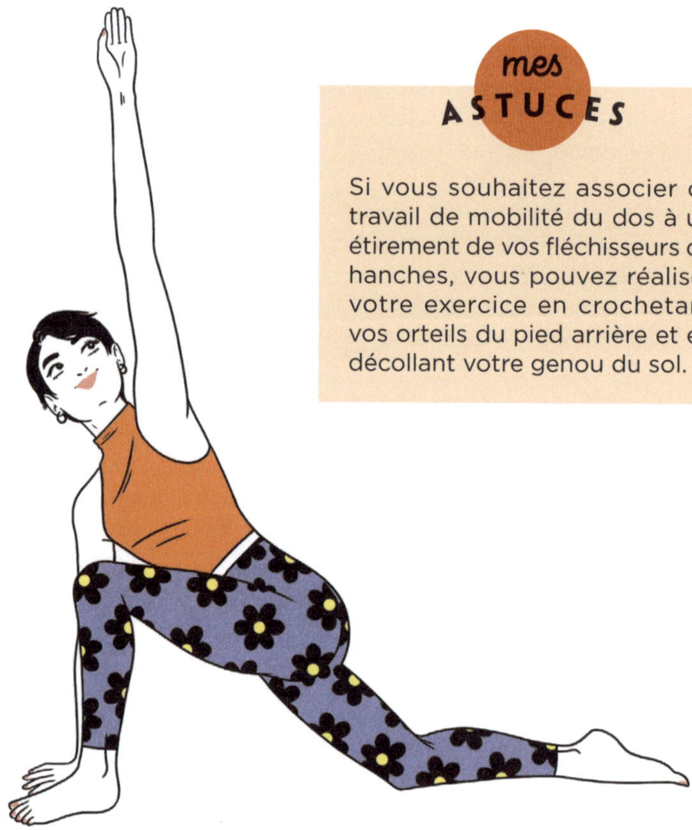

mes ASTUCES

Si vous souhaitez associer ce travail de mobilité du dos à un étirement de vos fléchisseurs de hanches, vous pouvez réaliser votre exercice en crochetant vos orteils du pied arrière et en décollant votre genou du sol.

ZOOM sur

BUVEZ DE L'EAU... POUR ÊTRE PLUS GRAND !

Saviez-vous que le matin nous pouvions mesurer jusqu'à 2 cm de plus que la veille, au moment du coucher ? Le matin, notre taille est à son maximum. Au fur et à mesure de la journée, elle décroît, ceci étant dû à la structure de notre colonne vertébrale et plus précisément à celles de nos disques intervertébraux (voir page 71).

Ces disques ont un rôle d'amortisseur grâce au liquide qu'ils contiennent. À mesure que la journée s'écoule, nos déplacements, nos mouvements et bien évidemment la gravité usent nos disques, qui se déshydratent et s'aplatissent, nous faisant rapetisser par la même occasion.

L'incroyable capacité de notre corps à se régénérer, associée à la position allongée que nous avons pendant la nuit, permet à nos disques intervertébraux de se réhydrater et ainsi de se reconstituer durant notre sommeil. Ils se gorgent, se gonflent, pour retrouver leur forme initiale et être aptes à affronter de nouveau nos gestes du quotidien. Voilà également pourquoi les astronautes gagnent quelques centimètres lors de leur voyage dans l'espace. N'étant pas soumis à la gravité, leurs disques se régénèrent chaque nuit, sans qu'ils aient subi d'usures durant la journée.

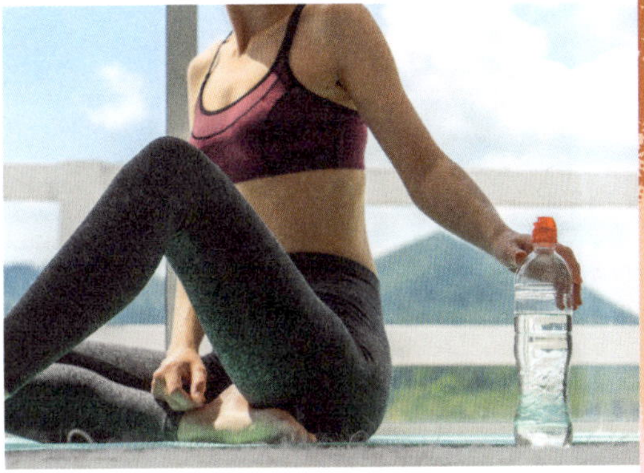

Des recherches récentes ont également démontré le lien très étroit entre sommeil et hydratation. Pendant la nuit, notre corps sécrète davantage de vasopressine, une hormone qui régule notre niveau d'hydratation. En effet, les personnes dormant six heures et moins par nuit auront plus de risques d'être déshydratées au réveil.

Vous l'aurez donc compris, dormir entre sept heures et huit heures par nuit et boire entre cinq et sept verres d'eau par jour seront un atout de taille pour vous permettre de garder un dos en bonne santé.

Jour 15

ÉTIREZ VOTRE DOS

Sédentarité, faux mouvements, stress, gestes trop souvent répétés… sont des facteurs déclencheurs de douleurs. Fort heureusement, quand le mal de dos survient, il y a de fortes chances pour que l'origine du problème ne soit que mécanique. Alors aujourd'hui, on intègre dans notre routine quelques exercices d'étirements, histoire de remettre un peu d'élasticité et de mobilité dans un corps parfois trop raide !

EXERCICE 1

L'étirement du psoas

1- À partir de la position planche, amenez votre genou droit entre vos deux mains et placez votre pied droit en direction du pubis, puis descendez votre bassin et votre cuisse gauche vers le sol.
2- Tendez vos bras et repoussez le sol afin de redresser votre buste. Éloignez vos épaules de vos oreilles et gardez le regard loin devant.
3- Restez 30 secondes dans cette position, puis changez de côté.

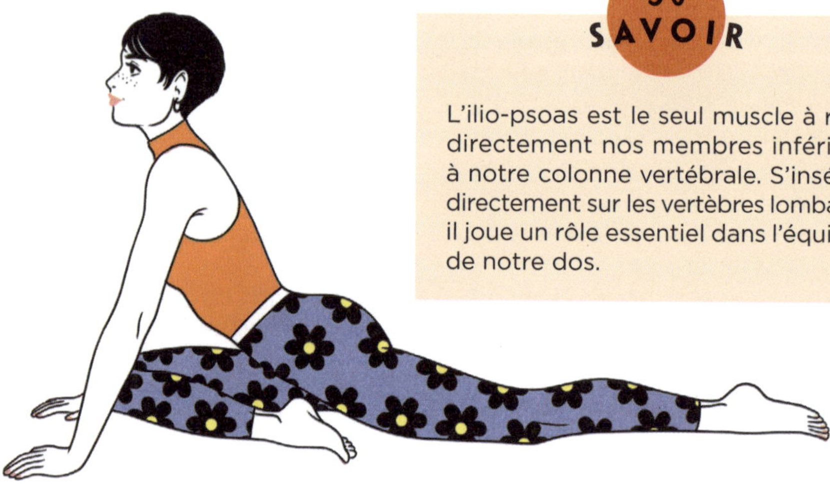

À SAVOIR

L'ilio-psoas est le seul muscle à relier directement nos membres inférieurs à notre colonne vertébrale. S'insérant directement sur les vertèbres lombaires, il joue un rôle essentiel dans l'équilibre de notre dos.

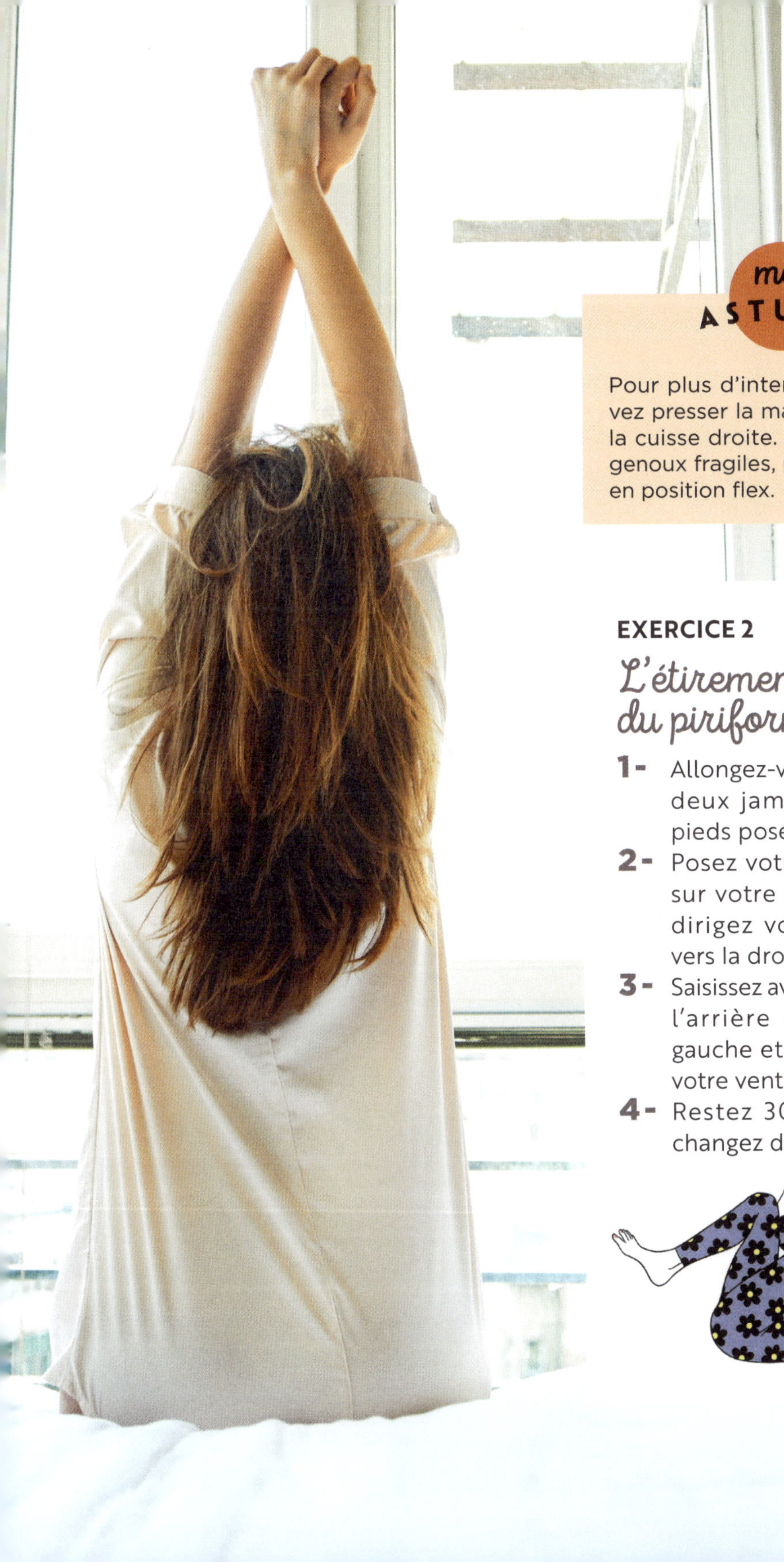

mes ASTUCES

Pour plus d'intensité, vous pouvez presser la main droite contre la cuisse droite. Si vous avez les genoux fragiles, placez vos pieds en position flex.

EXERCICE 2

L'étirement du piriforme

1- Allongez-vous sur le dos, les deux jambes fléchies, les pieds posés sur le sol.

2- Posez votre cheville droite sur votre cuisse gauche et dirigez votre genou droit vers la droite.

3- Saisissez avec vos deux mains l'arrière de votre cuisse gauche et rapprochez-la de votre ventre.

4- Restez 30 secondes puis changez de côté.

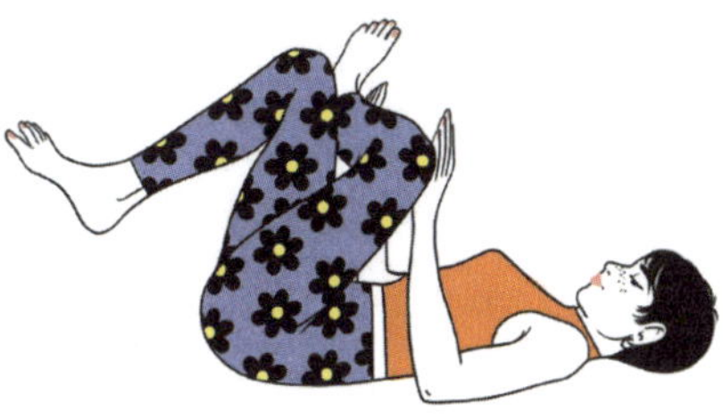

Jour 15

EXERCICE 3

L'étirement du bas du dos

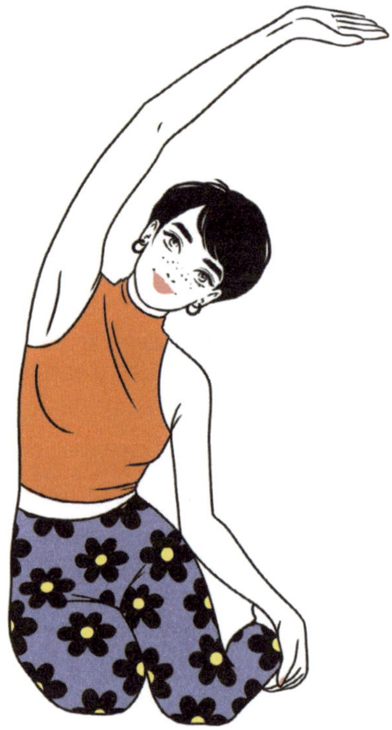

1- En position assise sur la fesse droite, les deux jambes pliées l'une sur l'autre, sur le côté gauche.
2- Avec votre main gauche, saisissez votre tibia gauche.
3- Levez le bras droit vers le ciel et rapprochez-le de votre oreille.
4- Sur une inspiration, grandissez-vous et inclinez le haut du corps vers la gauche pour étirer le flanc droit.
5- Rester trois respirations puis revenez à votre position de départ.
6- Changez de côté.

mes ASTUCES

- Si la position des jambes est inconfortable pour vos genoux ou pour vos chevilles, vous pouvez changer l'assise (en tailleur, assis sur une chaise...). L'importance est la stabilité et l'ancrage de votre bassin.
- Pour un étirement plus intense, accentuez votre inspiration en cherchant à déployer davantage le poumon du côté étiré.

EXERCICE 4

L'étirement du haut du dos

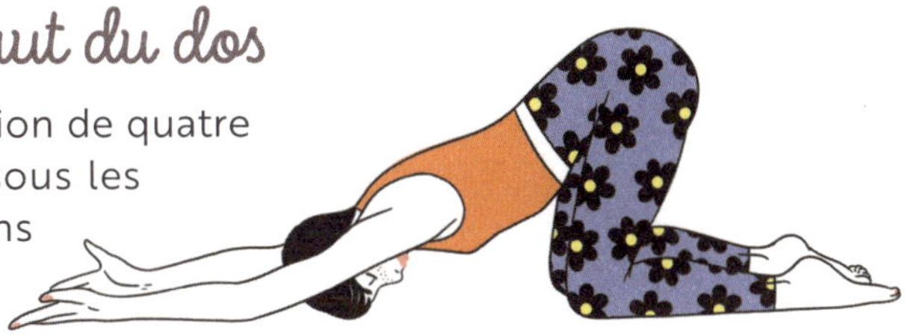

1- Placez-vous en position de quatre pattes, les genoux sous les hanches et les mains à l'aplomb de vos épaules.

2- Avancez vos mains jusqu'à ce que vos bras se tendent, puis déposez vos avant-bras sur le tapis et tournez vos paumes vers le ciel.

3- Reculez légèrement votre bassin en direction des talons jusqu'à ce que votre dos s'allonge, que votre front touche le sol et que vous sentiez l'étirement entre vos deux omoplates.

mes ASTUCES

Ici, c'est la rotation des paumes vers le ciel qui permet l'étirement entre vos omoplates. Plus votre rotation sera grande, plus votre étirement sera intense.

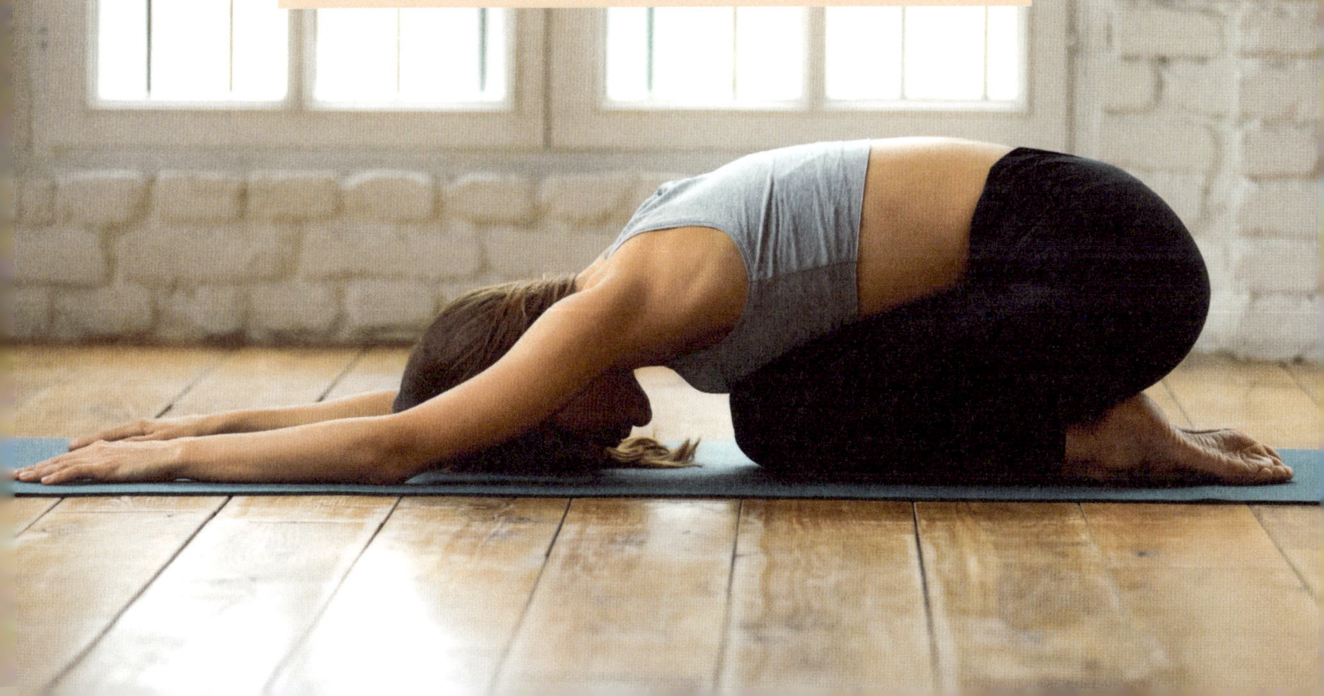

Jour 16

RENFORCEZ VOTRE DOS

Nous y sommes, maintenant que votre dos s'est remis en mouvement, qu'il devient plus souple et plus mobile, vous voilà arrivé à l'étape cruciale du renforcement !
Vos muscles du dos sont une véritable armure de protection ; telle la carapace des tortues Ninjas un dos fort mettra K.O. vos lombalgies à répétition.

EXERCICE 1

La flexion de buste

1- En position debout, les jambes très légèrement fléchies, les pieds placés à la largeur de votre bassin, le dos en position neutre et les bras le long du corps.

2- Grandissez-vous en repoussant vos deux pieds dans le sol tout en imaginant qu'un fil tire le sommet de votre crâne vers le ciel.

3- Inclinez votre buste vers l'avant à partir des hanches sans arrondir votre dos et en engageant le centre du corps.

4- Montez vos bras de chaque côté de vos oreilles.

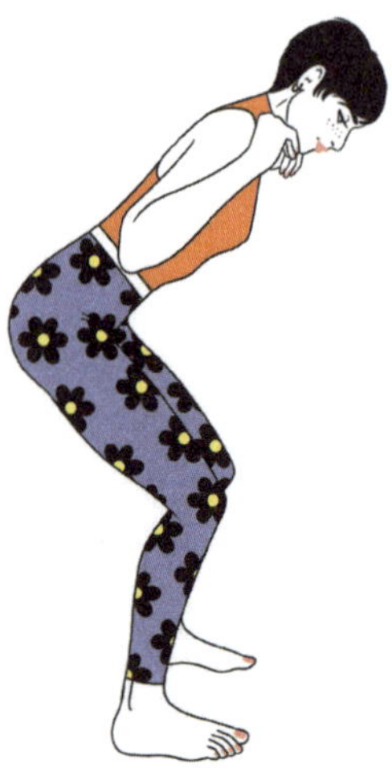

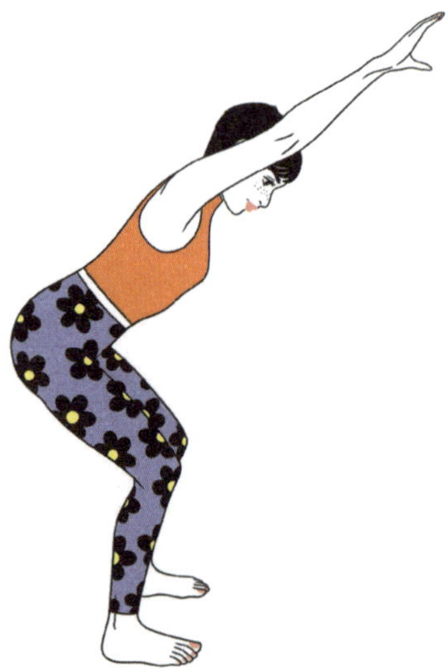

5 - Sur une expiration, tirez vos coudes en direction du sol tout en resserrant vos omoplates jusqu'à amener vos mains à hauteur de vos épaules.

6 - Sur une inspiration, replacez vos bras tendus de chaque côté de vos oreilles.

7 - Répétez 10 fois.

Mon conseil : imaginez-vous en train de tracter une barre jusqu'à la base de votre nuque.

EXERCICE 2

Swimming

1 - Allongez-vous sur le ventre, les jambes posées sur le sol à la largeur de vos hanches, les bras tendus devant vous à la largeur de vos épaules, le front sur le tapis.

2 - Sur une inspiration, engagez le centre du corps, en tirant le nombril vers la colonne vertébrale et contractez les fessiers.

3 - Sur une expiration, décollez votre bras droit, votre jambe gauche et votre front de quelques centimètres du sol. Votre regard se dirige légèrement vers l'avant.

4 - Revenez à votre position de départ sur une inspiration, puis changez de côté.

5 - Répétez 5 fois de chaque côté.

mes ASTUCES

Vous devrez réussir à maintenir votre centre engagé pendant tout votre exercice. Imaginez-vous avoir une petite framboise placée entre le nombril et le tapis, essayez de ne surtout pas l'écraser.

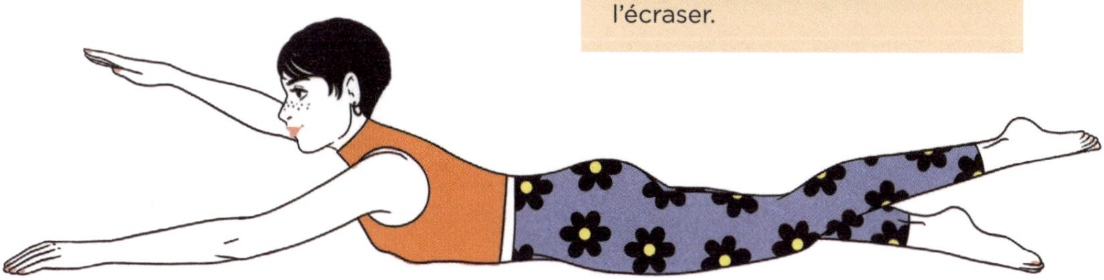

Jour 16

EXERCICE 3

La sauterelle

1- Allongez-vous sur le ventre, les jambes posées sur le sol à la largeur de vos hanches, les bras tendus le long du corps, paumes tournées vers le ciel, le front posé sur le tapis.
2- Sur une inspiration, engagez le centre du corps, en tirant le nombril vers la colonne vertébrale et contractez les fessiers.
3- Sur une expiration, relevez légèrement la tête, décollez le buste et les bras du tapis en tirant le bout des doigts vers les orteils.
4- Faites de petits battements de bras, paumes toujours tournées vers le ciel.
5- Inspirez sur 5 battements de bras, expirez sur 5 battements de bras.
6- Répétez sur 5 respirations.

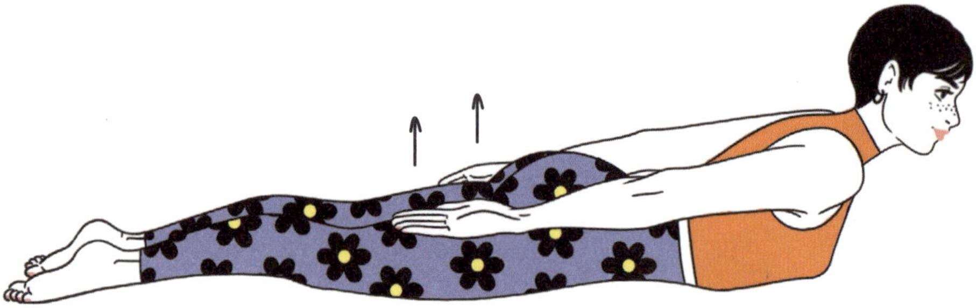

ZOOM sur

LES FASCIAS

Très longtemps mis de côté, les fascias font l'objet d'un réel engouement ces dernières années. Médecins, scientifiques et sportifs démontrent chaque jour leur rôle indiscutable dans notre corps.

Les fascias, qu'est-ce que c'est ?

Ce sont des membranes (que l'on appelle aussi tissus mous ou tissus conjonctifs) qui sont présentes un peu partout dans notre corps : dans nos tendons, nos ligaments, également nos muscles et nos organes. Elles relient tout dans notre corps et sont désormais considérées comme un organe à part entière car sans elles tout s'écroulerait tel un château de cartes !

Nos fascias sont remplis de récepteurs sensoriels, ce qui en fait notre plus grand organe sensoriel. Mais vous allez me dire, quel est le rapport entre les fascias et le mal de dos ? La sédentarité impacte directement la capacité élastique de nos fascias, ils deviennent alors raides et épais, entraînant des tensions dans notre corps.

Le mouvement sera le meilleur moyen pour retrouver des fascias hydratés et élastiques. Alors n'hésitez pas à stimuler vos fascias en bougeant le plus possible (la danse, par exemple, est une activité parfaite pour des fascias fonctionnels).

Jour 17

L'EXERCICE TOUT-EN-UN

Aujourd'hui, je vous propose un exercice couteau suisse ; entendez par là un exercice tout-en-un. Mobilité, étirements, renforcement, tout y est, un véritable petit best of à pratiquer dès que vous en ressentez le besoin.

Exercice global

Ici, vous enchaînerez ces trois exercices, sans pause, avant de changer de côté.

PARTIE 1

L'étirement du psoas

1- En position debout sur les genoux, faites un grand pas vers l'avant avec votre jambe droite, de manière à obtenir un angle droit avec votre genou droit tout en gardant les épaules au-dessus du bassin.
2- Grandissez-vous et tirez légèrement le coccyx vers le sol.
3- Imaginez que votre pied droit recule vers votre genou gauche et que votre genou gauche avance vers votre pied droit.

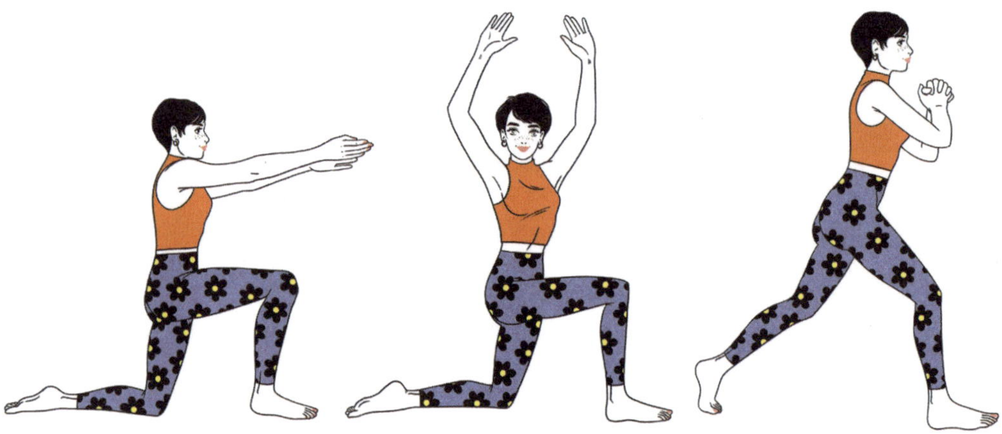

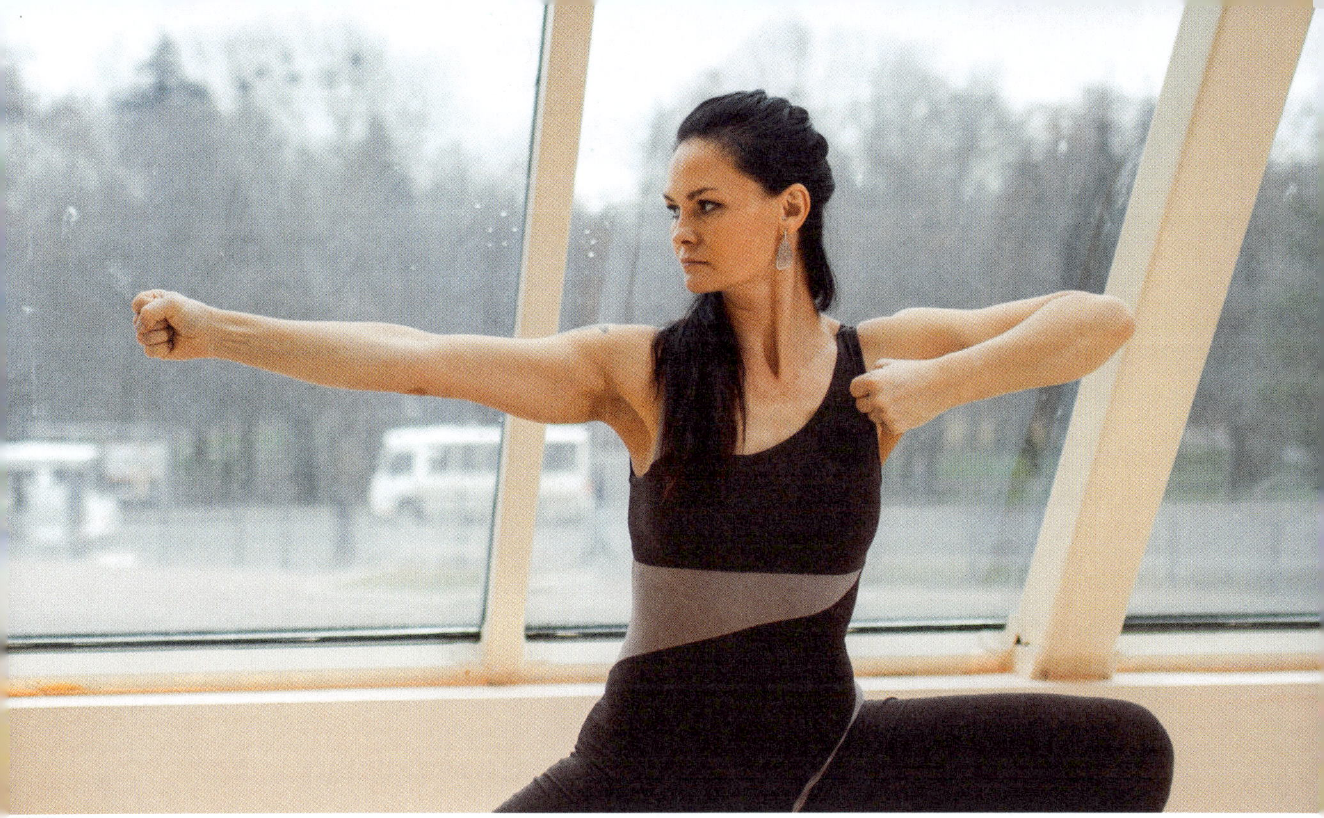

PARTIE 2

La torsion pour renforcer la taille et mobiliser la colonne vertébrale

1- Sur une inspiration, levez les deux bras vers l'avant, jusqu'à placer vos mains à hauteur de vos épaules.

2- Sur une expiration, engagez le centre du corps et tirez le coude droit vers l'arrière, comme si vous faisiez du tir à l'arc.

3- Restez 5 respirations, le dos le plus autograndi possible.

PARTIE 3

Le W en torsion pour renforcer le dos

1- Sur une inspiration, montez les deux mains en direction du ciel, comme pour former la lettre Y avec vos bras.

2- Sur une expiration, tirez les deux coudes en direction du sol.

3- Sur une inspiration, reprenez votre position de bras en Y.

4- Répétez 10 fois.

5- Reprenez cet enchaînement complet sur l'autre côté.

Jour 17

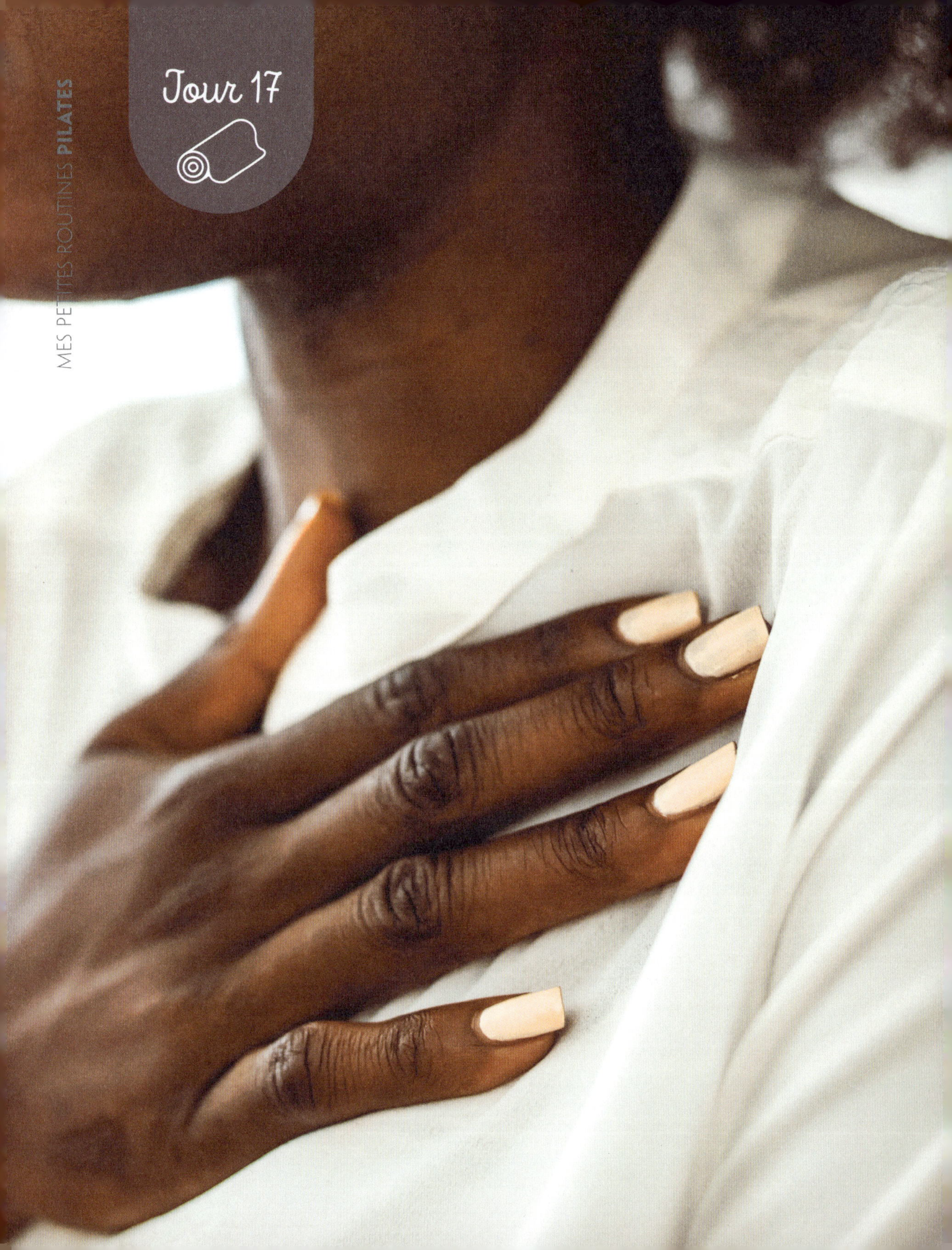

ZOOM sur

LA COHÉRENCE CARDIAQUE POUR SE LIBÉRER DU STRESS

S'il existait une technique simple et rapide pour réguler votre état de stress, voudriez-vous en connaître le secret ? Je peux déjà commencer par vous en dévoiler le nom : la cohérence cardiaque. Un nom un peu barbare, je vous l'accorde, pour un exercice simplissime qu'un enfant de cinq ans serait capable d'effectuer.

Avant de vous en dévoiler la technique, prenons quelques secondes pour mieux comprendre comment notre système nerveux fonctionne. Notre système nerveux autonome se compose de deux sous-parties :

- le système nerveux sympathique est celui qui nous permet de passer à l'action (accélération du rythme cardiaque et respiratoire, dilatation des pupilles, etc.). Il agit comme accélérateur. En cas de danger, nous pouvons combattre ou fuir rapidement ;
- le système nerveux parasympathique est celui qui nous permet de récupérer (diminution du rythme cardiaque et respiratoire, activation de la digestion, etc.). Il agit comme un frein. Grâce à lui, nous pouvons nous reposer.

Complémentaires et indispensables l'un à l'autre, sympathique et parasympathique s'alternent en fonction de notre environnement et au rythme des situations que nous rencontrons dans notre journée. L'idéal étant bien évidemment de trouver le parfait équilibre entre les deux, c'est ce que l'on appelle l'état de cohérence cardiaque. Car oui, la cohérence cardiaque est un état que nous allons chercher à atteindre grâce à un exercice de respiration dont voilà le secret :

- Inspirez pendant 5 secondes, expirez pendant 5 secondes, cela pendant 5 minutes et répétez-le 3 fois par jour (de préférence le matin, avant votre déjeuner, et en fin de journée).
- Le secret réside aussi dans la régularité de sa pratique alors, trois fois par jour, accordez-vous cinq minutes pour respirer !

Jour 18

PILATES POUR LE TÉLÉTRAVAIL

La chaise, cette invention si pratique créée il y a cinq mille ans pour nous apporter un peu de confort, est devenue au fil des siècles le symbole de notre sédentarité. L'arrivée des ordinateurs et du monde connecté qui va avec a complètement bouleversé nos modes de vie. Depuis notre chaise, nous pouvons travailler bien sûr, mais aussi faire du shopping, se faire livrer nos courses et notre repas du jour. Aujourd'hui, je vous propose de casser un peu cette mécanique sédentaire, grâce à quelques exercices sur chaise, car parfois, il est vrai, nous n'avons pas d'autre choix que de rester assis.

EXERCICE 1

L'ouverture thoracique

Matériel : une chaise

1- En position assise sur une chaise, placez vos coudes sur le rebord de votre bureau ou tout autre rebord.
2- Reculez votre chaise, jusqu'à ce que vous puissiez déposer votre ventre sur vos cuisses.
3- Joignez vos deux mains et placez-les entre vos omoplates.
4- Relâchez votre tête entre vos bras.
5- Restez 10 respirations.

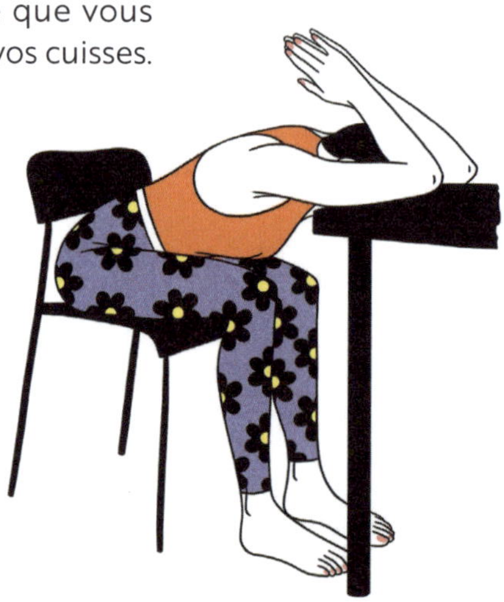

EXERCICE 2

La torsion

Matériel : une chaise

1- Placez-vous en position assise sur votre chaise, les pieds posés au sol à la largeur de votre bassin.
2- Inspirez en engageant le centre et en vous grandissant.
3- Placez votre main gauche à l'extérieur de votre genou droit et votre main droite à l'arrière du dossier de votre chaise.
4- Sur une expiration, pivotez vers la droite et placez votre regard au-dessus de votre épaule droite.
5- Restez 5 respirations, puis changez de côté.

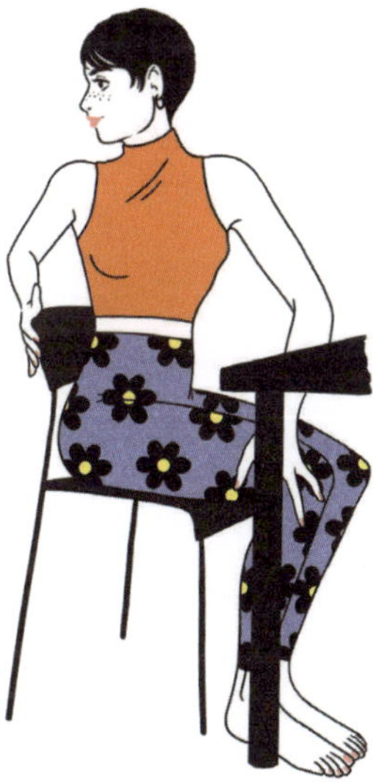

EXERCICE 3

Le renforcement de la taille

Matériel : une chaise

1- Placez-vous en position assise, les pieds posés au sol à la largeur de votre bassin.
2- Grandissez-vous, puis inclinez-vous légèrement vers l'avant à partir des hanches en gardant toujours un dos très allongé.
3- Placez votre main droite à l'intérieur de votre genou gauche.
4- Sur une expiration, engagez le centre et pressez votre main droite sur votre genou gauche comme pour le pousser vers l'extérieur, tout en résistant avec ce dernier.
5- Relâchez sur une inspiration.
6- Répétez 5 fois, puis changez de côté.

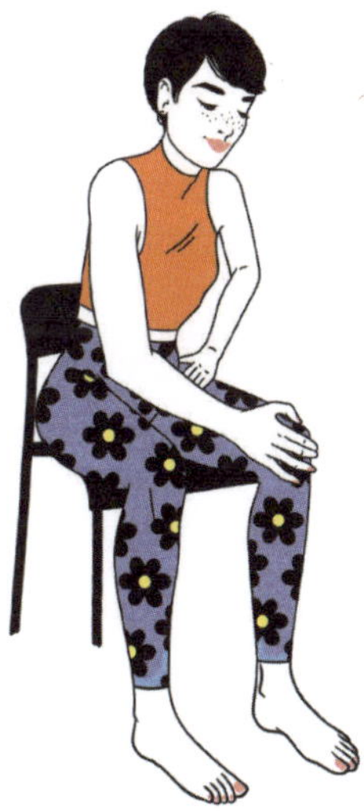

Jour 18

EXERCICE 4

Le Y/W

Matériel : une chaise

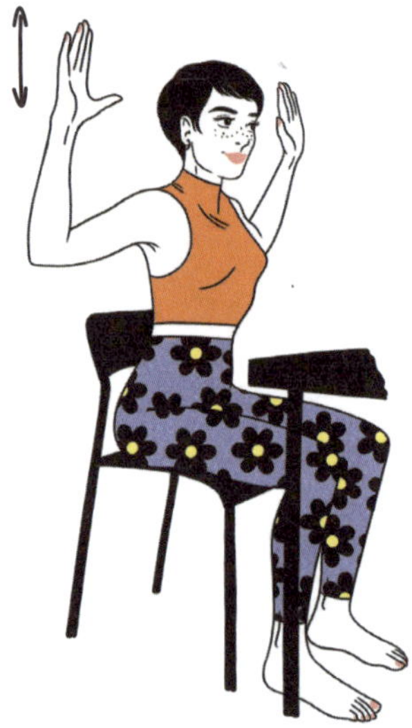

1- Placez-vous en position assise, le dos droit, les pieds posés au sol à la largeur de votre bassin.

2- Sur une inspiration, levez les deux bras vers le ciel.

3- Sur une expiration, tirez les coudes en direction du sol, en resserrant vos omoplates et en gardant les épaules basses.

4- Répétez 10 fois.

À SAVOIR

En complément de ces exercices sur chaise, la meilleure activité que vous puissiez avoir est tout simplement de vous lever et de marcher quelques minutes dès que vous en avez l'occasion. Toutes les excuses sont bonnes pour vous dégourdir les jambes :

- Faites une pause debout, toutes les deux heures.
- Levez-vous pour passer vos appels téléphoniques.
- Allez voir votre collègue du bureau d'à côté plutôt que de lui envoyer un mail.
- Profitez de votre pause déjeuner pour aller marcher un peu.

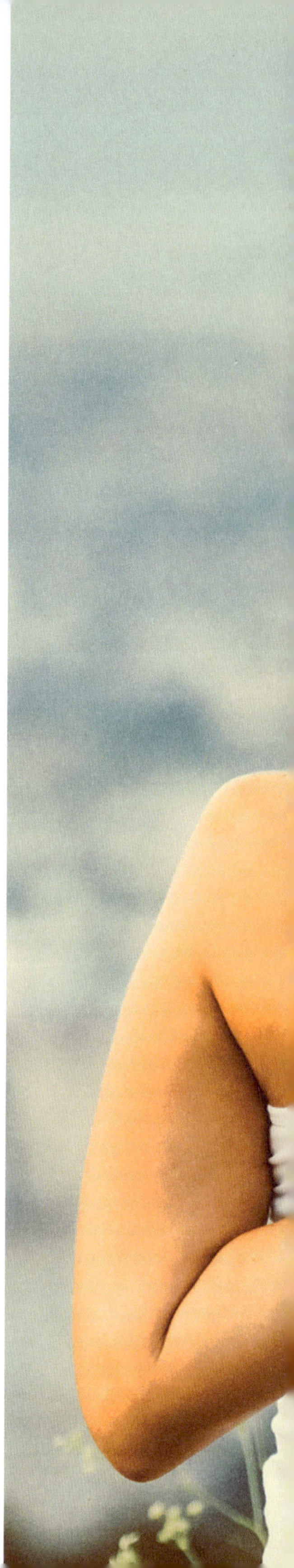

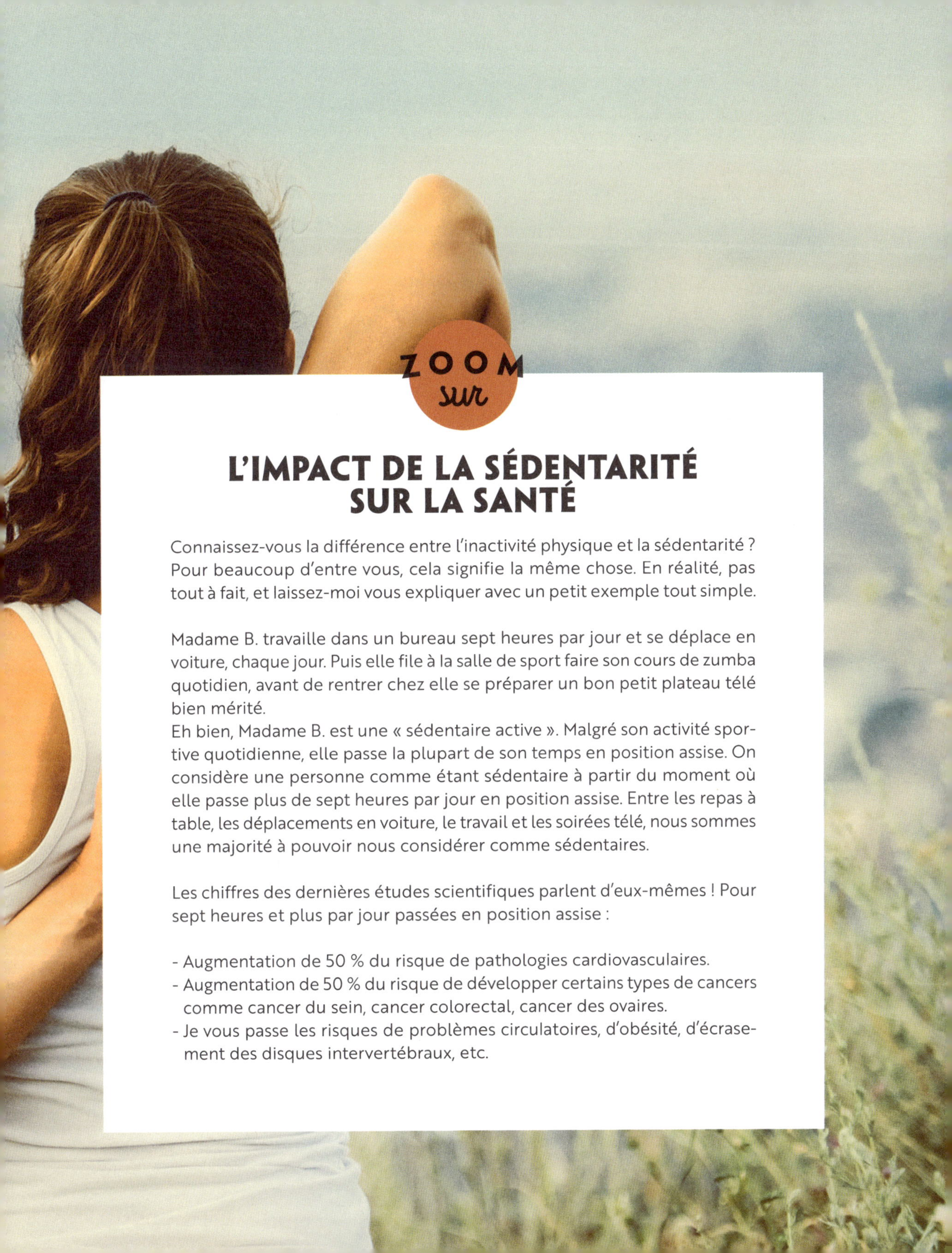

ZOOM sur

L'IMPACT DE LA SÉDENTARITÉ SUR LA SANTÉ

Connaissez-vous la différence entre l'inactivité physique et la sédentarité ? Pour beaucoup d'entre vous, cela signifie la même chose. En réalité, pas tout à fait, et laissez-moi vous expliquer avec un petit exemple tout simple.

Madame B. travaille dans un bureau sept heures par jour et se déplace en voiture, chaque jour. Puis elle file à la salle de sport faire son cours de zumba quotidien, avant de rentrer chez elle se préparer un bon petit plateau télé bien mérité.
Eh bien, Madame B. est une « sédentaire active ». Malgré son activité sportive quotidienne, elle passe la plupart de son temps en position assise. On considère une personne comme étant sédentaire à partir du moment où elle passe plus de sept heures par jour en position assise. Entre les repas à table, les déplacements en voiture, le travail et les soirées télé, nous sommes une majorité à pouvoir nous considérer comme sédentaires.

Les chiffres des dernières études scientifiques parlent d'eux-mêmes ! Pour sept heures et plus par jour passées en position assise :

- Augmentation de 50 % du risque de pathologies cardiovasculaires.
- Augmentation de 50 % du risque de développer certains types de cancers comme cancer du sein, cancer colorectal, cancer des ovaires.
- Je vous passe les risques de problèmes circulatoires, d'obésité, d'écrasement des disques intervertébraux, etc.

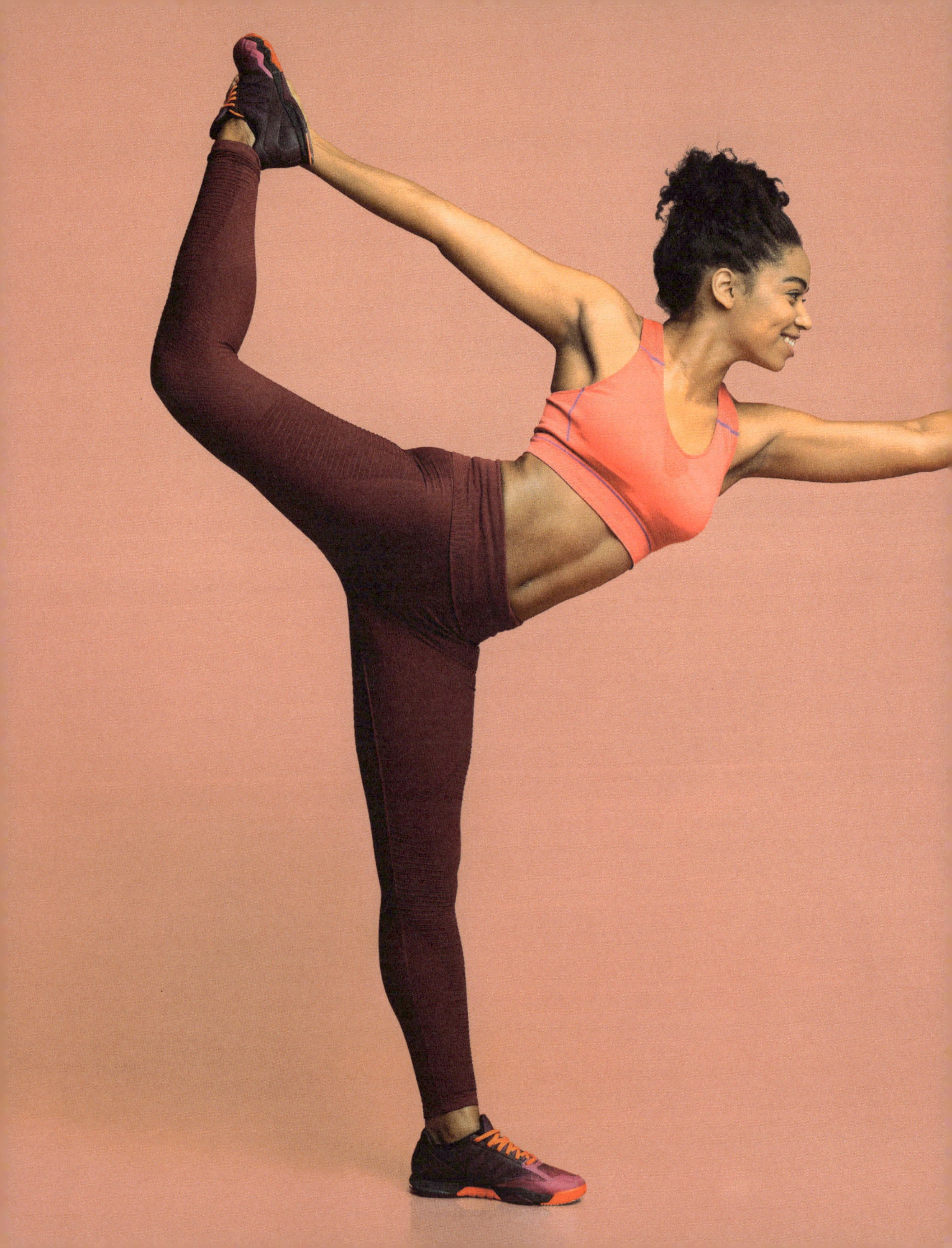

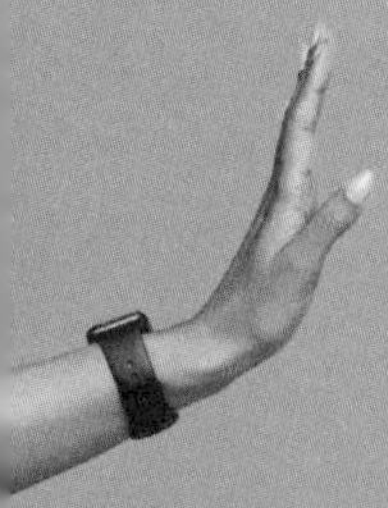

Semaine 4

RETROUVEZ **UN CORPS SCULPTÉ ET MOBILE**

La méthode Pilates a pour objectif principal de renforcer les muscles profonds et plus particulièrement ceux du centre du corps. Avec de bonnes bases et un peu d'imagination, il est possible de trouver des variantes qui vont vous permettre de travailler le corps dans sa globalité. Dans cette quatrième et dernière semaine, vous aurez deux objectifs principaux :

- retrouver de la mobilité pour un corps plus libre ;
- renforcer vos muscles superficiels pour un corps plus tonique.

Jour 19

RETROUVEZ UN CORPS MOBILE

Ne vous êtes-vous jamais dit « mon corps est complètement rouillé en ce moment ! » ?
Ce corps qui devient un petit peu capricieux est tout simplement un corps qui manque de mouvement. Pour lui redonner plus de mobilité, il va falloir le faire bouger de nouveau.
Aujourd'hui, je vous propose, grâce à des exercices d'étirements et de renforcement, de remettre un peu de vie et de mouvement dans vos bras, vos épaules et le haut de votre dos.

EXERCICE 1

La Brasse

1- Allongez-vous sur le ventre, les jambes tendues à la largeur de votre bassin et les bras allongés devant vous à la largeur de vos épaules.
2- Engagez le centre du corps et contractez les muscles fessiers.
3- Sur une expiration, décollez vos deux bras, les paumes tournées vers le sol.
4- Sur une inspiration, ouvrez vos bras tendus, jusqu'à ce que vos mains arrivent dans l'alignement de vos épaules.
5- Tournez les paumes vers le ciel.
6- Sur une expiration, amenez les deux mains dans le creux de votre dos en pliant les coudes.

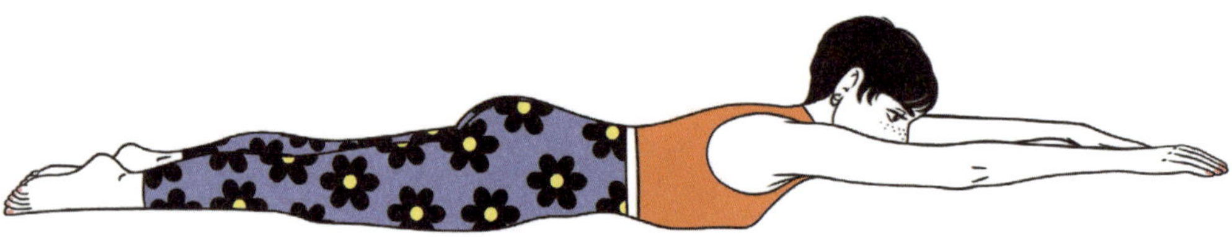

7- Sur une inspiration, ramenez les deux mains à la hauteur de vos épaules.
8- Tournez vos paumes vers le sol.
9- Sur une expiration, replacez les bras devant vous sur le sol et relâchez.
10- Répétez 10 fois.

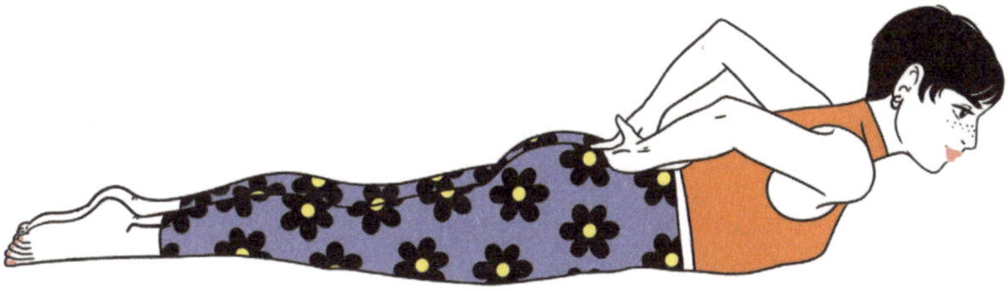

EXERCICE 2

Le Y allongé sur le dos

1- Allongez-vous sur le dos, les jambes fléchies et les pieds posés au sol à la largeur de votre bassin.
2- Ouvrez les bras en chandelier, jusqu'à ce qu'ils soient en contact avec le sol et que vos coudes soient placés à la hauteur de vos épaules.
3- Sur une expiration, allongez vos bras derrière la tête pour former la lettre Y, tout en gardant le contact de vos bras sur le sol.
4- Sur une inspiration, revenez à votre position de départ, les bras en chandelier.
5- Répétez 10 fois.

mes ASTUCES

En position du chandelier, si vos bras n'arrivent pas à toucher le sol, placez un petit coussin sous chaque bras, pour combler l'espace.

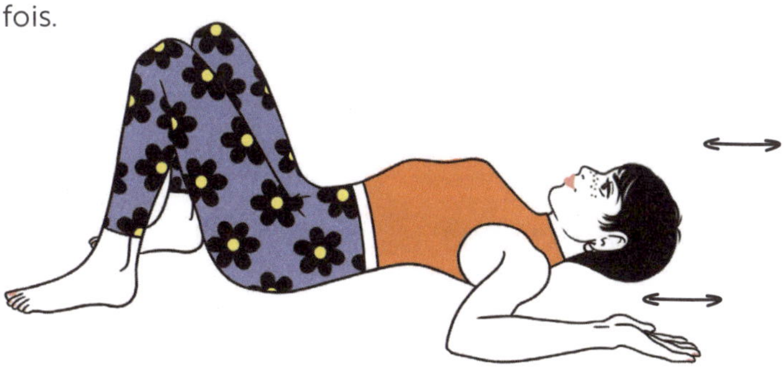

Jour 19

EXERCICE 3

Le panda qui roule

1- Placez-vous à quatre pattes, les mains sous les épaules et les genoux légèrement à l'avant de votre bassin.

2- Sur une inspiration, ouvrez le bras droit vers le ciel en accompagnant le mouvement avec votre regard.

3- Sur une expiration, redescendez votre bras droit vers le sol et faites-le passer entre votre main gauche et votre genou gauche jusqu'à ce que votre épaule droite se dépose sur le sol.

4- Sur une inspiration, levez le bras gauche vers le ciel et restez dans la position pendant 5 respirations.

5- Revenez à votre position de départ, puis changez de côté.

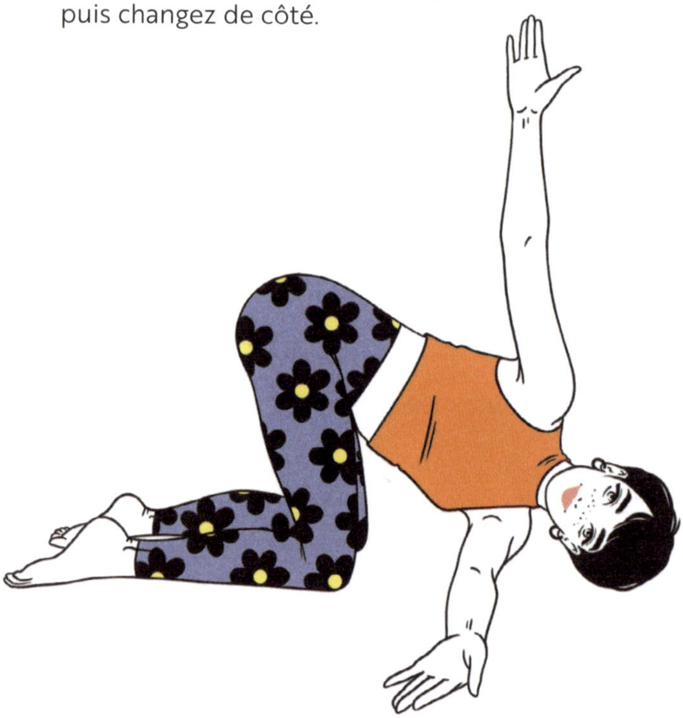

ZOOM sur

LA SOUPLESSE ET LA MOBILITÉ

Souplesse et mobilité sont deux termes qui reviennent très régulièrement lorsque l'on aborde le sujet du mouvement. Très souvent confondus ou utilisés tels des synonymes, ces deux mots n'ont pourtant pas la même signification.

- La souplesse : c'est notre capacité musculaire et articulaire à résister à la douleur, déclenchée par la mise sous tension d'un muscle lors d'un étirement. Elle se travaille et s'améliore grâce à des étirements passifs.

- La mobilité : c'est notre capacité musculaire et articulaire à effectuer un mouvement de grande amplitude. Elle se travaille et s'améliore grâce à la mise en mouvement du corps.

La mobilité a une dimension beaucoup plus fonctionnelle. Elle nous permet de bouger en toute liberté, avec amplitude, contrôle et sans douleur, des qualités plus qu'appréciables dans notre quotidien.

Jour 20

TONIFIEZ LE HAUT DU CORPS

Si vous pensiez que les pompes étaient réservées aux hommes forts qui voulaient développer leur masse musculaire, alors détrompez-vous. Aujourd'hui, vous apprendrez à travailler vos bras de manière simple, efficace et surtout adaptée à votre niveau. La bonne nouvelle, c'est qu'à travers ces exercices, vous allez également renforcer vos épaules, votre dos et vos abdos... Jackpot !

EXERCICE 1

Les pompes pour les pectoraux

1- Placez-vous en position de demi-planche : genoux posés au sol à la largeur des hanches, bassin aligné entre les épaules et les genoux, les mains en appui sur le sol.

2- Engagez le centre du corps en tirant le nombril vers la colonne vertébrale pour vous placer en gainage.

3- Sur une inspiration, fléchissez vos coudes vers l'extérieur et descendez le buste en direction du sol, sans perdre l'alignement des épaules, du bassin et des genoux.

4- Sur une expiration, repoussez le sol pour revenir à la position de demi-planche.

5- Répétez 5 fois.

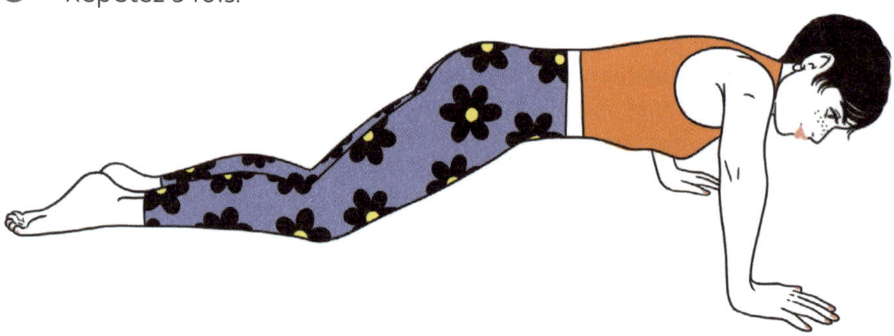

EXERCICE 2

Les pompes pour les triceps

1- Placez-vous à quatre pattes, les mains sous les épaules, les genoux sous les hanches.

2- Sur une inspiration, avancez vos épaules au-dessus de vos doigts, pliez vos coudes vers l'arrière et descendez le visage à l'avant de vos mains.

3- Sur une expiration, repoussez le sol avec vos mains, les coudes toujours dirigés vers l'arrière et remontez dans votre position de départ, bras tendus.

4- Répétez 5 fois.

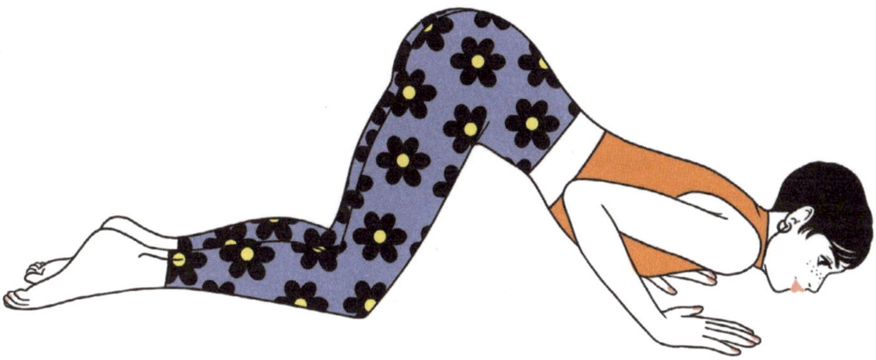

mes ASTUCES

La clé pour cibler vos muscles triceps est d'avancer le visage à l'avant de vos mains et de plier les coudes en les dirigeant vers l'arrière. Pour vous aider dans ces placements, vous pouvez :

- Placer un petit objet, comme un stylo, sur le sol à l'avant de vos mains et imaginer que vous descendez piquer cet objet avec le bout de votre nez.
- Placer un petit objet, comme une chaussette, sous chacune de vos aisselles. Effectuez votre exercice sans faire tomber vos chaussettes. Cela vous obligera à garder les bras collés contre vos côtes et par conséquent à diriger vos coudes vers l'arrière.

Jour 20

EXERCICE 3

Les dips à quatre pattes

1- Placez-vous à quatre pattes dorsal en position de table : les mains sous les épaules, les doigts dirigés vers vos talons et vos pieds écartés à la largeur de vos hanches.

2- Sur une inspiration, fléchissez les coudes vers l'arrière de manière que votre bassin descende vers le sol. Arrêtez-vous à quelques centimètres de votre tapis.

3- Sur une expiration, repoussez le sol pour revenir dans votre position initiale.

4- Répétez 10 fois.

mes ASTUCES

Vous pouvez également effectuer cet exercice en plaçant vos mains sur une chaise. En surélevant ainsi le haut du corps, vous pourrez atteindre une plus grande amplitude de mouvement. Pour intensifier l'exercice, éloignez vos pieds de vos mains.

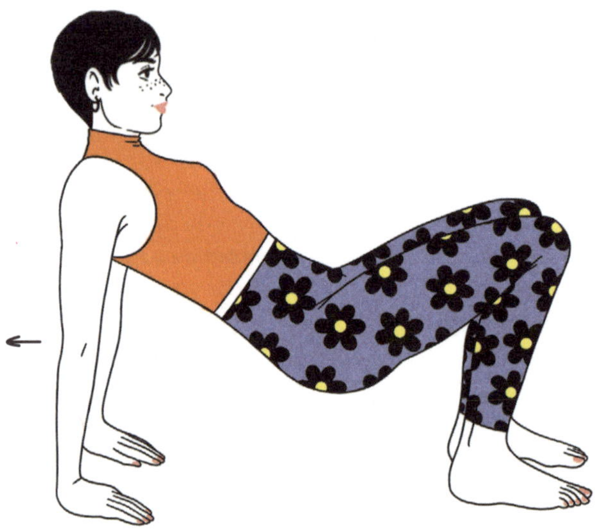

ZOOM sur

LES BRAS RAPLAPLA

Connaissez-vous l'effet « ailes de chauve-souris » ? C'est lorsque l'arrière des bras devient plus flasque ! C'est sûrement l'un des complexes les plus fréquents chez la femme.
Il y a en réalité plusieurs raisons à ce relâchement :

- La première est que le triceps (le muscle situé à l'arrière de nos bras) a pour fonction principale l'extension du bras. Malheureusement pour lui, nous ne nous servons presque jamais de ces qualités contractiles puisque, dans la plupart des cas, nos bras se tendent sans que l'on ait besoin de fournir le moindre effort et cela grâce à la gravité. Le triceps est donc un muscle qui ne se contracte presque jamais.
- La deuxième est que, avec les années, notre renouvellement cellulaire ralentit, notre corps produit alors de moins en moins de collagène et d'élastine (protéines chargées d'apporter fermeté et élasticité à nos tissus) et notre peau finit naturellement par se relâcher.
- Enfin, les femmes développent moins de masse musculaire que les hommes. Voilà pourquoi ce phénomène « d'ailes de chauve-souris » touche principalement les femmes.

Mais alors comment retrouver des bras plus fermes ?
Il n'y a malheureusement pas pléthore de solutions, il va falloir muscler vos triceps afin que vos muscles reprennent un peu de volume ! Les sports aquatiques comme la natation ou l'aquagym seront de parfaits compléments à vos exercices de renforcement musculaire car vous travaillerez avec la résistance de l'eau.

Jour 21

MOBILISEZ VOS HANCHES

Nos hanches participent à une grande quantité de mouvements ; grâce à elles nous pouvons marcher, sauter, nous pencher et changer de direction quand bon nous semble. Avec la sédentarité et la position assise trop longtemps maintenue, nos hanches deviennent paresseuses car inactives et condamnées à passer le plus clair de leur temps en fermeture.
Les exercices du jour vous permettront de libérer vos hanches et de retrouver une plus grande mobilité.

EXERCICE 1

Les cercles de jambe

1- Placez-vous à quatre pattes sur les avant-bras : coudes au sol sous les épaules et genoux légèrement en avant du bassin, à la largeur de votre bassin.
2- Engagez le centre du corps et décollez votre genou droit du sol en gardant votre jambe fléchie.
3- Dessinez de grands cercles avec votre genou droit.
4- Faites 5 cercles dans un sens, puis 5 cercles dans l'autre sens avant de changer de jambe.

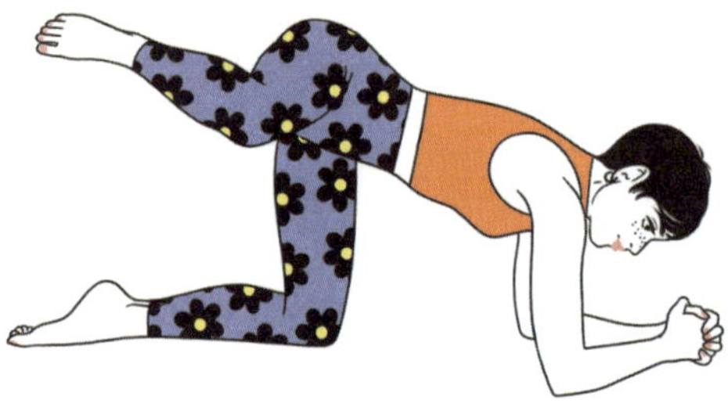

mes ASTUCES

Cet exercice est également excellent pour tonifier vos fessiers et renforcer vos abdominaux car les cercles de jambes vont vous mettre en instabilité. Les muscles stabilisateurs du bassin et le centre du corps,vont alors être extrêmement sollicités.

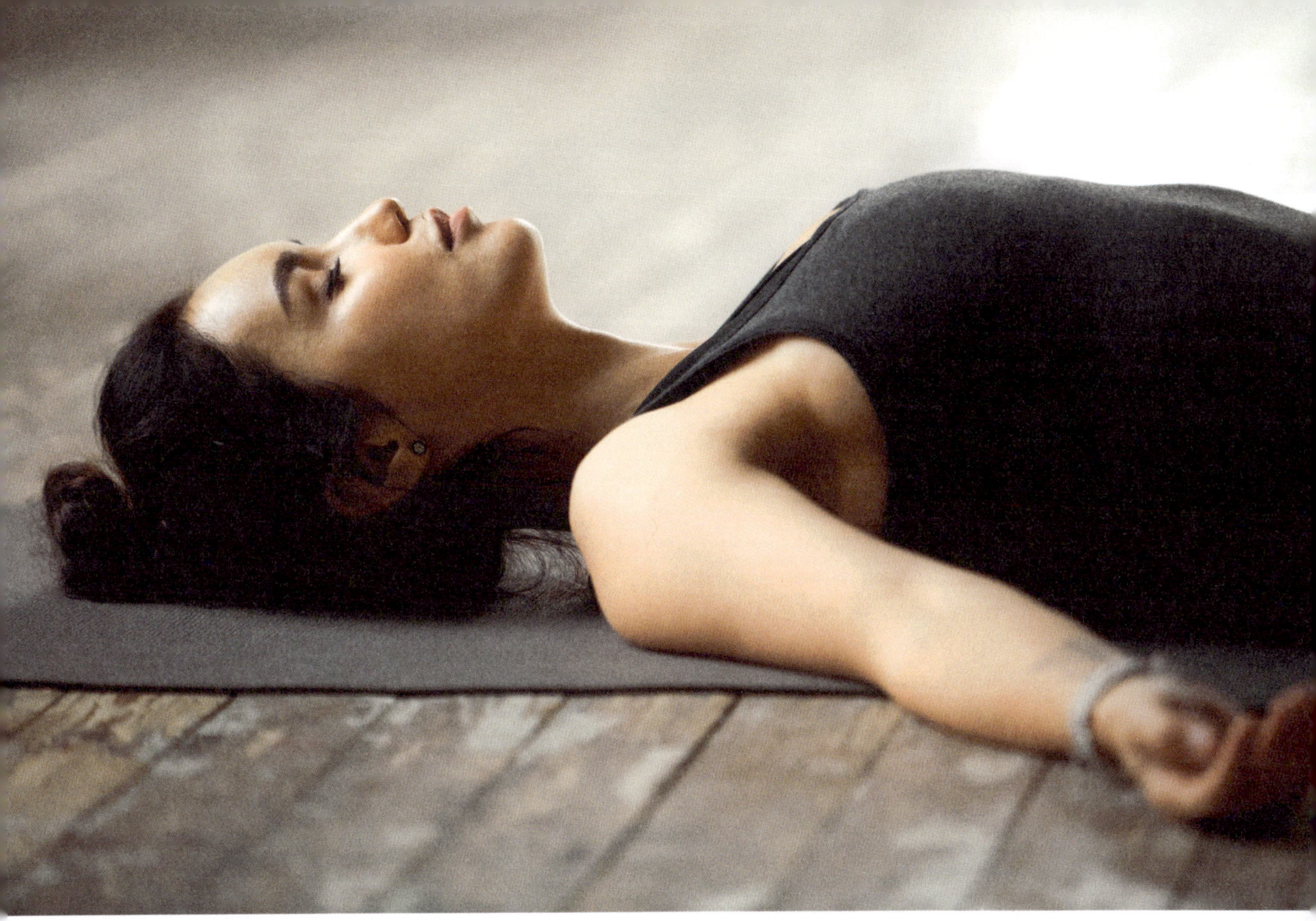

EXERCICE 2

L'essui-glace allongé

1- Allongez-vous sur le dos, les jambes fléchies et les pieds ouverts plus larges que la largeur de votre tapis.

2- Balancez vos deux jambes simultanément de droite à gauche puis de gauche à droite, comme le mouvement des essuie-glaces.

3- Faites 10 allers-retours.

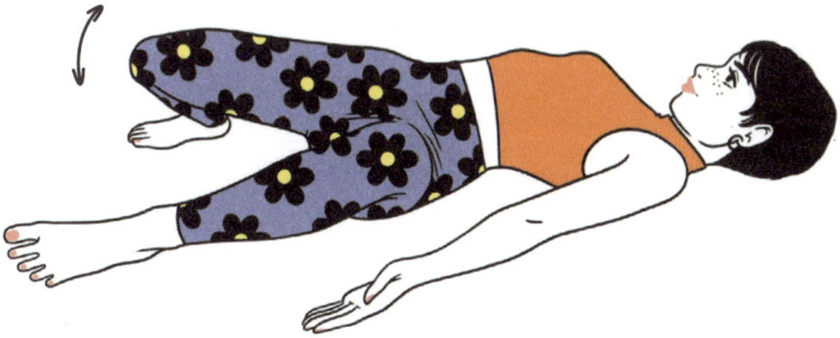

Jour 21

EXERCICE 3

L'essui-glace assis

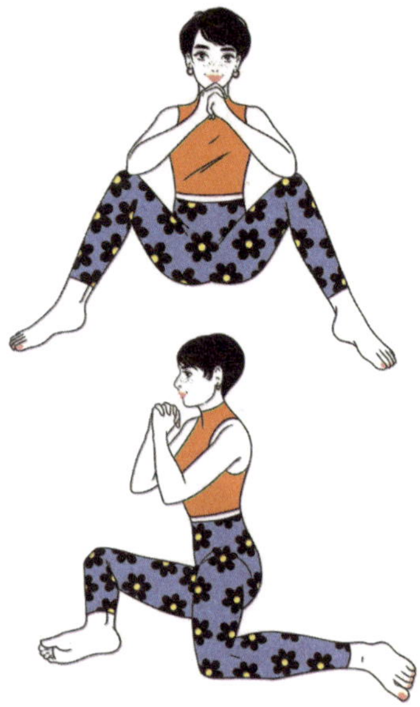

1- En position assise, les jambes fléchies et les pieds posés au sol devant vous, plus larges que la largeur de vos épaules.

2- Basculez sur la fesse droite et descendez vos deux jambes vers la droite jusqu'à ce qu'elles soient en contact avec le tapis.

3- Revenez dans votre position initiale et basculez de la même manière sur la fesse gauche et vos deux jambes vers la gauche.

4- Répétez sur 10 allers-retours.

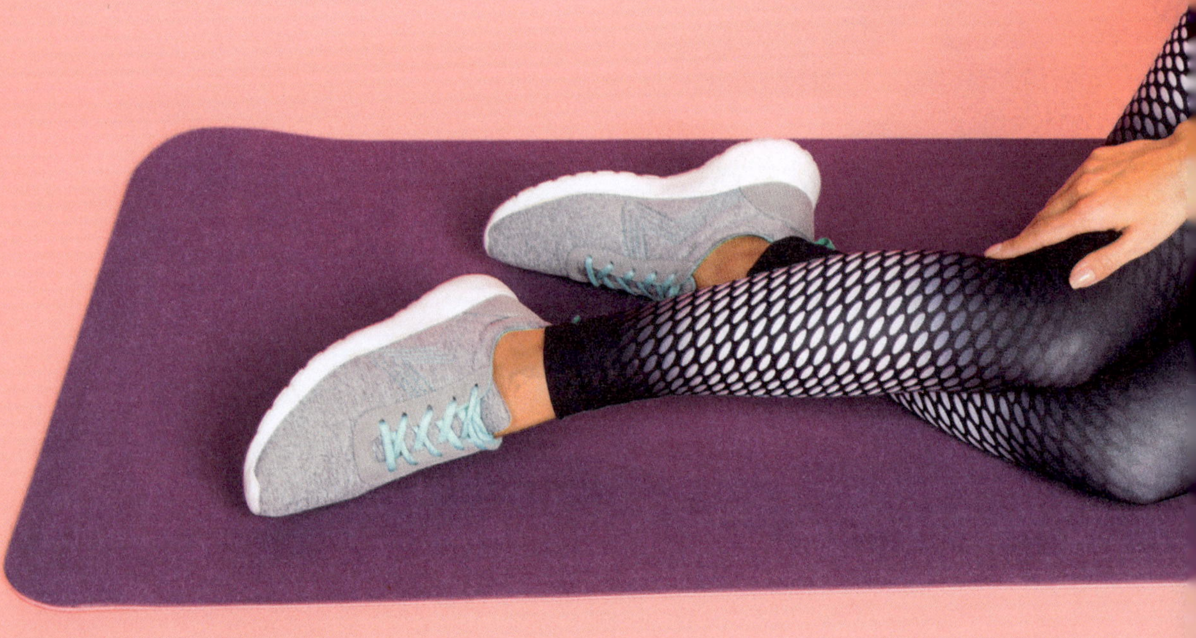

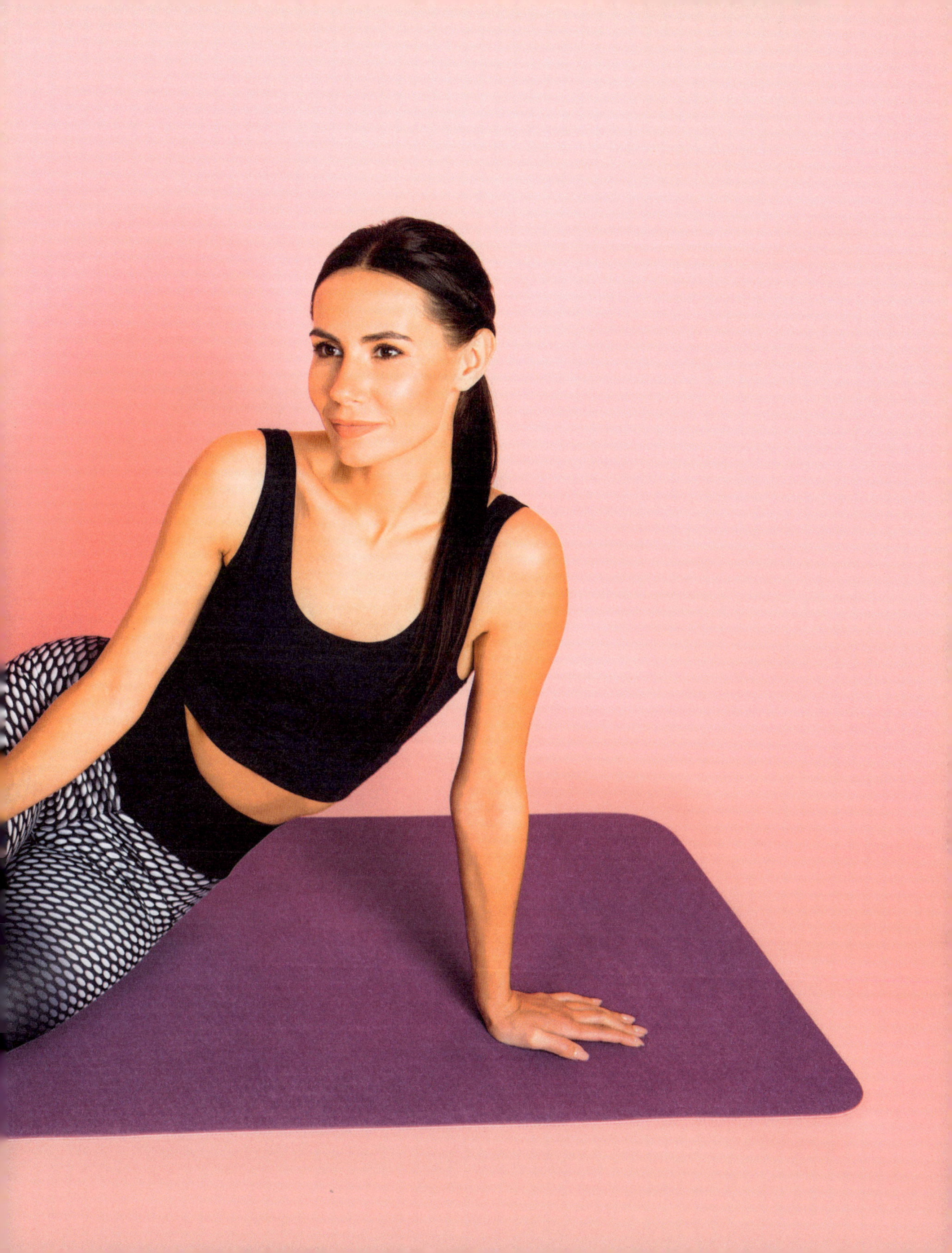

Jour 22

RETROUVEZ DES CUISSES FERMES

Avec les bras, les cuisses sont sûrement la partie du corps qui se relâche le plus avec l'âge, mais le fatalisme n'est pas de rigueur car aujourd'hui on s'occupe de les renforcer. Tonifier, galber, sculpter... quel que soit le mot que l'on met dessus, ce qui est sûr, c'est qu'aujourd'hui on va prendre soin de nos gambettes !

EXERCICE 1

La tour de Pise

1- En position debout sur les genoux : genoux au sol à la largeur de vos hanches ; épaules, bassin et jambes alignés et bras le long du corps.

2- Sur une inspiration, levez les bras devant vous, paumes face à face, jusqu'à hauteur de vos épaules.

3- Sur une expiration, engagez le centre du corps et inclinez-vous de quelques centimètres vers l'arrière, sans perdre l'alignement.

4- Sur une inspiration, revenez à la position de départ.

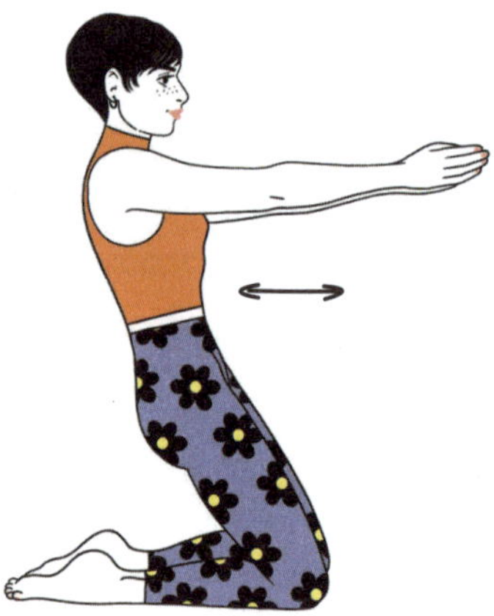

À SAVOIR

Cet exercice permet de travailler vos quadriceps (muscles situés à l'avant de vos cuisses) de manière excentrique. Ce type de contraction musculaire a la particularité de travailler votre muscle sur la longueur. Nulle crainte ici de voir vos cuisses prendre du volume. Cuisses fines et toniques garanties !

EXERCICE 2

Assis-debout

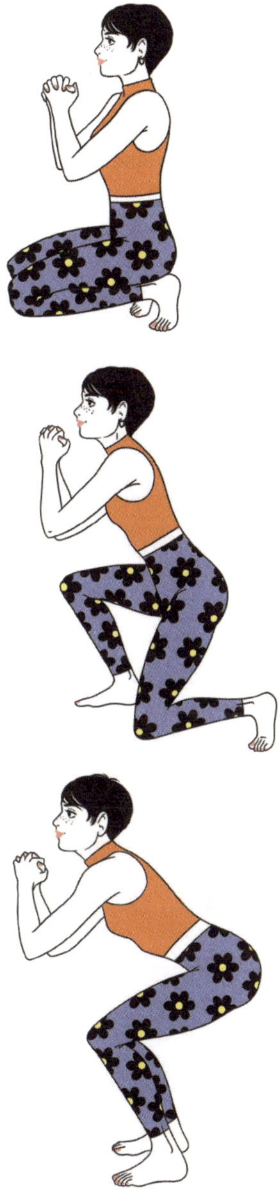

1- Placez-vous en position assise, les fesses sur les talons, les orteils crochetés au sol et les mains jointes devant la poitrine.

2- Sur une inspiration, engagez le centre du corps et faites un grand pas vers l'avant avec votre jambe droite, de manière à aligner votre genou droit au-dessus de votre pied droit.

3- Sur une expiration, le centre toujours engagé, pressez dans vos deux pieds et amenez votre pied gauche à côté de votre pied droit, tous deux écartés de la largeur de votre bassin. Gardez les deux genoux fléchis comme si vous étiez assis sur une chaise imaginaire.

4- Sur une inspiration, faites un pas vers l'arrière avec votre pied droit et déposez votre genou droit au sol.

5- Sur une expiration, déposez votre genou gauche au sol et revenez à votre position de départ.

6- Changez de jambe d'appui et répétez 5 fois de chaque côté.

Jour 22

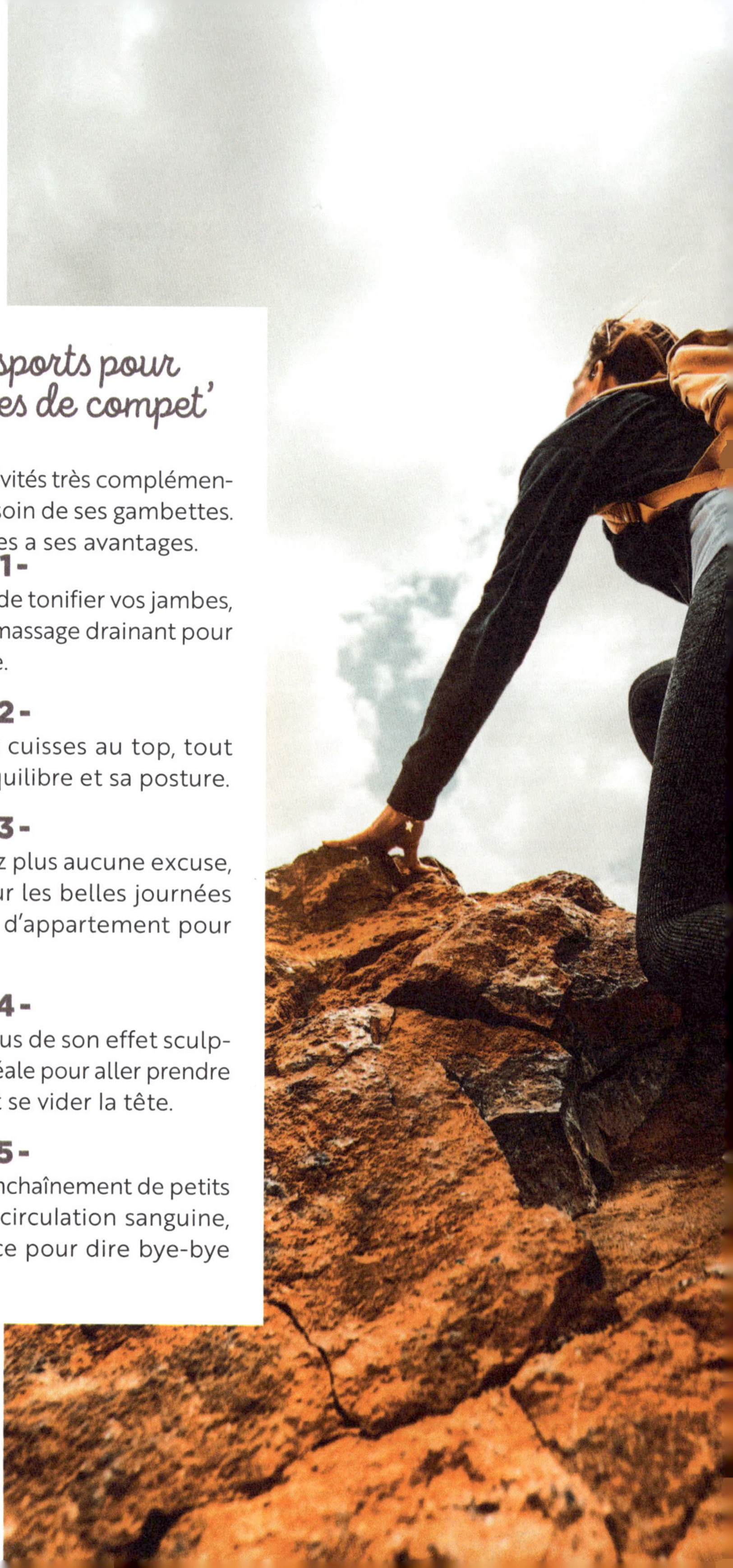

Top 5 des sports pour des gambettes de compet'

Il existe plusieurs activités très complémentaires pour prendre soin de ses gambettes. Chacune d'entre elles a ses avantages.

-1-

La natation : en plus de tonifier vos jambes, l'eau vous offrira un massage drainant pour un effet anticellulite.

-2-

Le roller : pour des cuisses au top, tout en travaillant son équilibre et sa posture.

-3-

Le vélo : vous n'aurez plus aucune excuse, vélo d'extérieur pour les belles journées ensoleillées et vélo d'appartement pour les jours de pluie.

-4-

La randonnée : en plus de son effet sculptant, c'est l'activité idéale pour aller prendre un grand bol d'air et se vider la tête.

-5-

La corde à sauter : l'enchaînement de petits rebonds activera la circulation sanguine, une manière efficace pour dire bye-bye aux jambes lourdes.

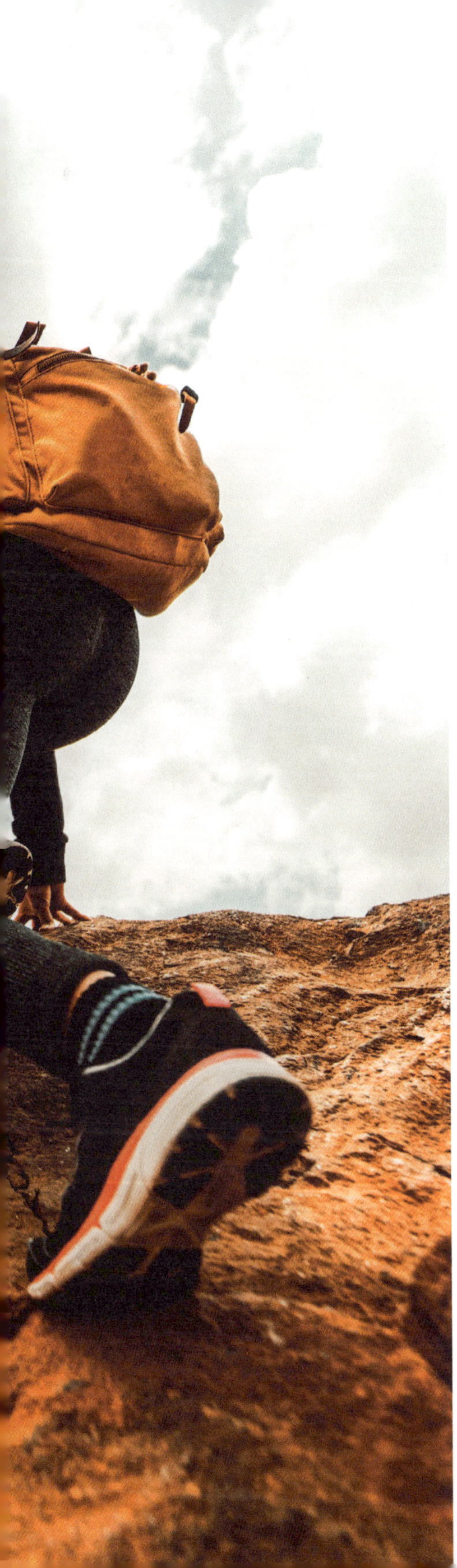

EXERCICE 3

La table à trois pieds

1- Placez-vous en position de gainage à quatre pattes : les mains sous les épaules, les pieds crochetés au sol, écartés de la largeur de vos hanches, les genoux décollés du tapis et le dos parallèle au sol.

2- Sur une expiration, engagez le centre du corps et décollez votre pied droit du sol de quelques centimètres. Pensez toujours à stabiliser le reste du corps.

3- Sur une inspiration, déposez votre pied droit sur le tapis et retrouvez votre position de départ.

4- Changez de côté et répétez 5 fois sur chaque jambe.

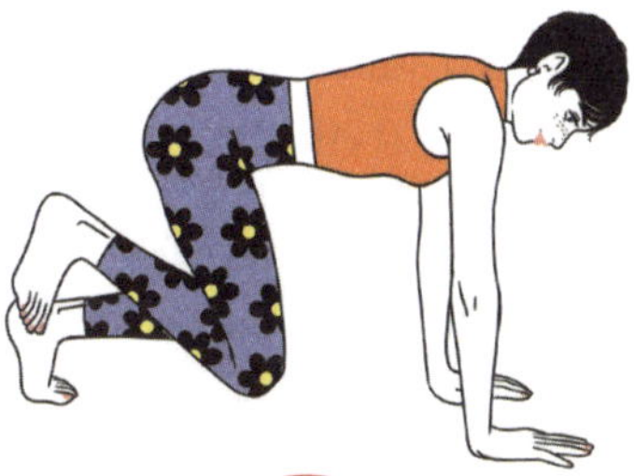

mes ASTUCES

Vous pouvez facilement faire varier l'intensité de votre exercice en modifiant votre position de départ : plus l'angle des hanches sera fermé (les genoux sous le nombril), plus le travail sera intense. À l'inverse, plus l'angle sera ouvert (les genoux sous le bassin), plus l'exercice vous paraîtra facile.

Jour 23

TRAVAILLEZ VOS FESSIERS

Très souvent travaillés dans un objectif d'esthétisme, les muscles fessiers ont également un rôle fonctionnel non négligeable car ils permettent de stabiliser votre bassin. Dans les exercices du jour, vous recruterez les différentes couches musculaires (profondes et superficielles) pour un travail ultra-complet.

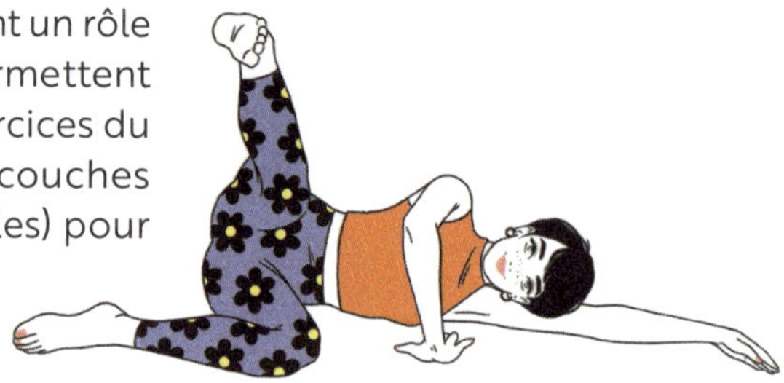

EXERCICE 1

Les battements de jambe

1- Allongez-vous sur le côté gauche : tête posée sur le bras gauche, main droite posée au sol, les doigts en direction de la poitrine, les deux jambes fléchies à 90°.

2- Tendez votre jambe droite de manière à former un angle droit avec votre buste et tournez vos orteils en direction du sol.

3- Engagez votre centre en tirant le nombril vers la colonne.

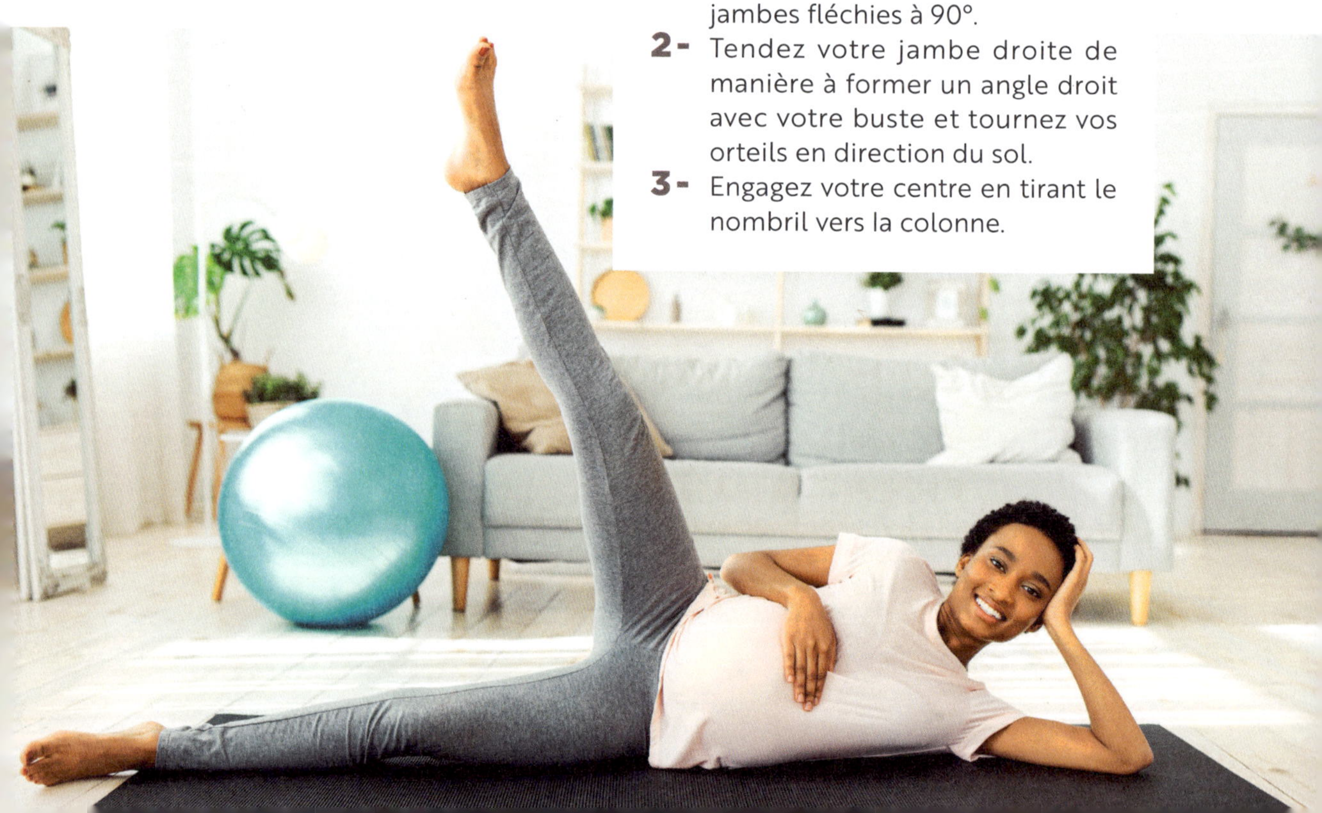

4- Effectuez des battements de jambe en expirant sur la montée et en inspirant sur la descente.
5- Faites 20 battements sur la jambe droite, puis changez de côté.

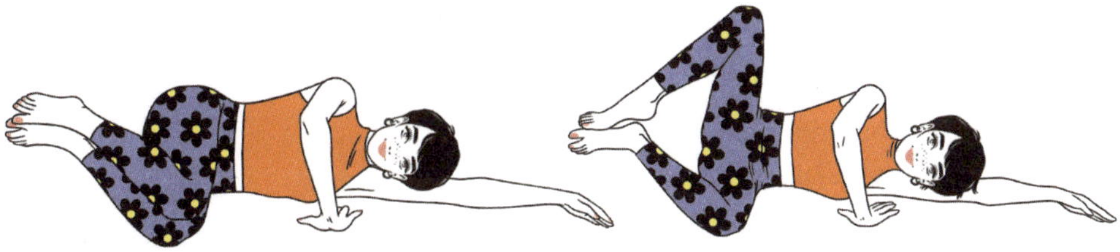

EXERCICE 2

Le losange sur le côté

1- Allongez-vous sur le côté gauche : tête posée sur le bras gauche, main droite posée au sol, les doigts en direction de la poitrine, les deux jambes fléchies à 90°.
2- Sur une expiration, engagez le centre du corps et décollez vos deux pieds du tapis en gardant vos deux genoux l'un contre l'autre et en contact avec le sol.
3- Sur une inspiration, montez le genou droit vers le ciel tout en gardant les deux pieds collés l'un contre l'autre de manière à former un losange.
4- Sur une expiration, descendez votre genou droit et fermez votre losange.
5- Répétez 10 fois et changez de côté.

mes ASTUCES

Afin de garder un dos bien placé et aligné, imaginez une petite framboise entre votre taille et le tapis. En essayant de ne pas l'écraser, vous allez engager davantage vos obliques (les abdominaux de la taille) et vous retrouverez un bassin parfaitement parallèle à vos épaules.

Jour 23

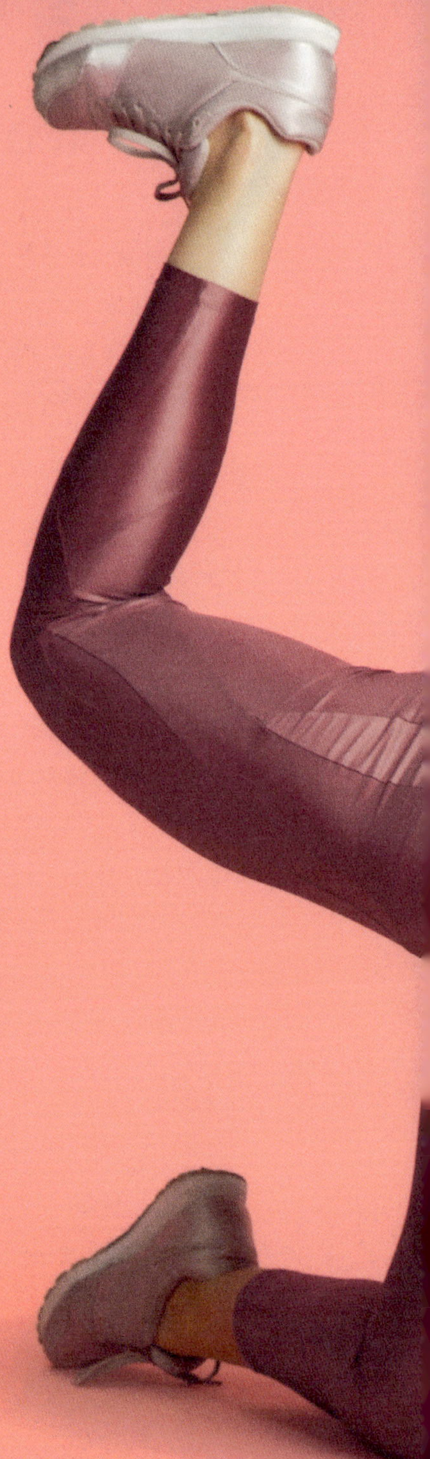

EXERCICE 3

Le lever de plateau

1- Placez-vous à quatre pattes sur les avant-bras : coudes à la largeur de vos épaules et genoux sous les hanches.

2- Sur une expiration, poussez votre pied droit et votre talon vers le ciel. Pour cela imaginez qu'un plateau est posé sur votre voûte plantaire et que vous cherchez à le monter vers le ciel sans le renverser.

3- Sur une inspiration, revenez à votre position de départ.

4- Répétez 10 fois puis changez de jambe.

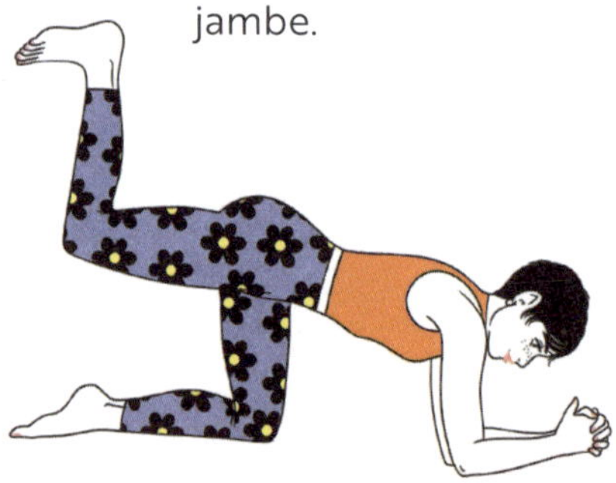

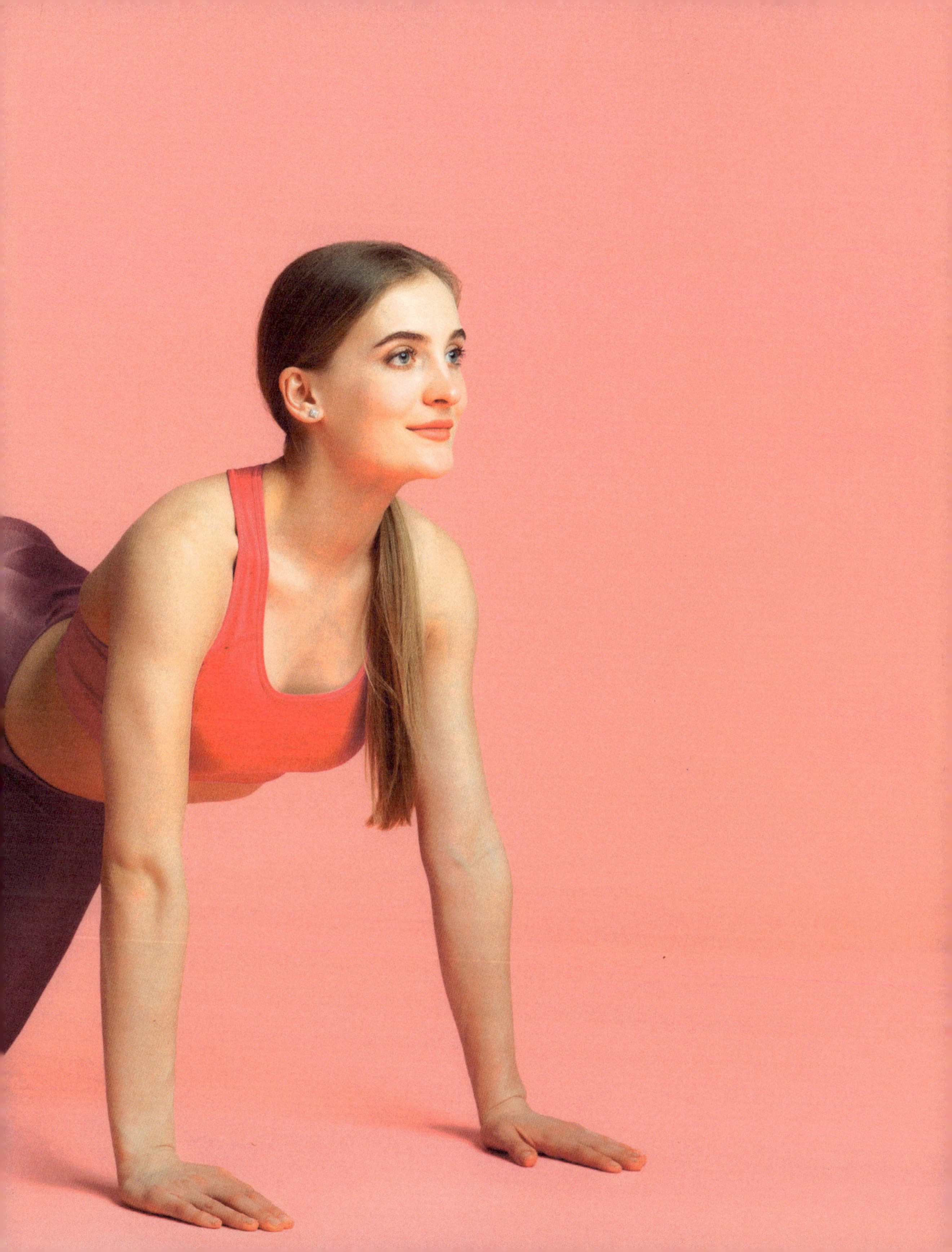

Jour 24

RETROUVEZ VOTRE ÂME D'ENFANT

Joseph Pilates a passé beaucoup de temps à observer les animaux afin de développer sa méthode : l'agilité de leurs déplacements et la fluidité de leurs étirements ont été une grande source d'inspiration. Ils lui ont permis de remettre le mouvement au cœur de sa pratique.
Pour terminer cette semaine, jouons à retrouver notre âme d'enfant et amusons-nous à imiter nos amies les bêtes. De l'ours au canard en passant par le crabe ou encore le singe, ils ont tous quelque chose à nous apprendre.

EXERCICE 1

La marche de l'ours

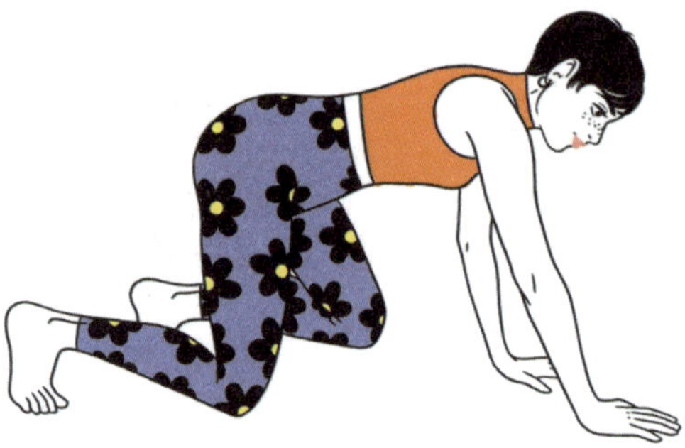

1- Placez-vous en position de quatre pattes : les mains sous les épaules, les genoux sous les hanches et les pieds crochetés sur le sol.
2- Sur une expiration, engagez le centre du corps en tirant le nombril vers la colonne vertébrale, pressez le sol de vos mains et de vos pieds de manière à décoller vos deux genoux de quelques centimètres du tapis.
3- Faites simultanément un pas vers l'avant avec votre main droite et votre pied gauche, puis faites de même avec votre main gauche et votre pied droit.
4- Avancez ainsi de cinq pas vers l'avant, stoppez, puis faites cinq pas en marche arrière pour revenir à votre point de départ.

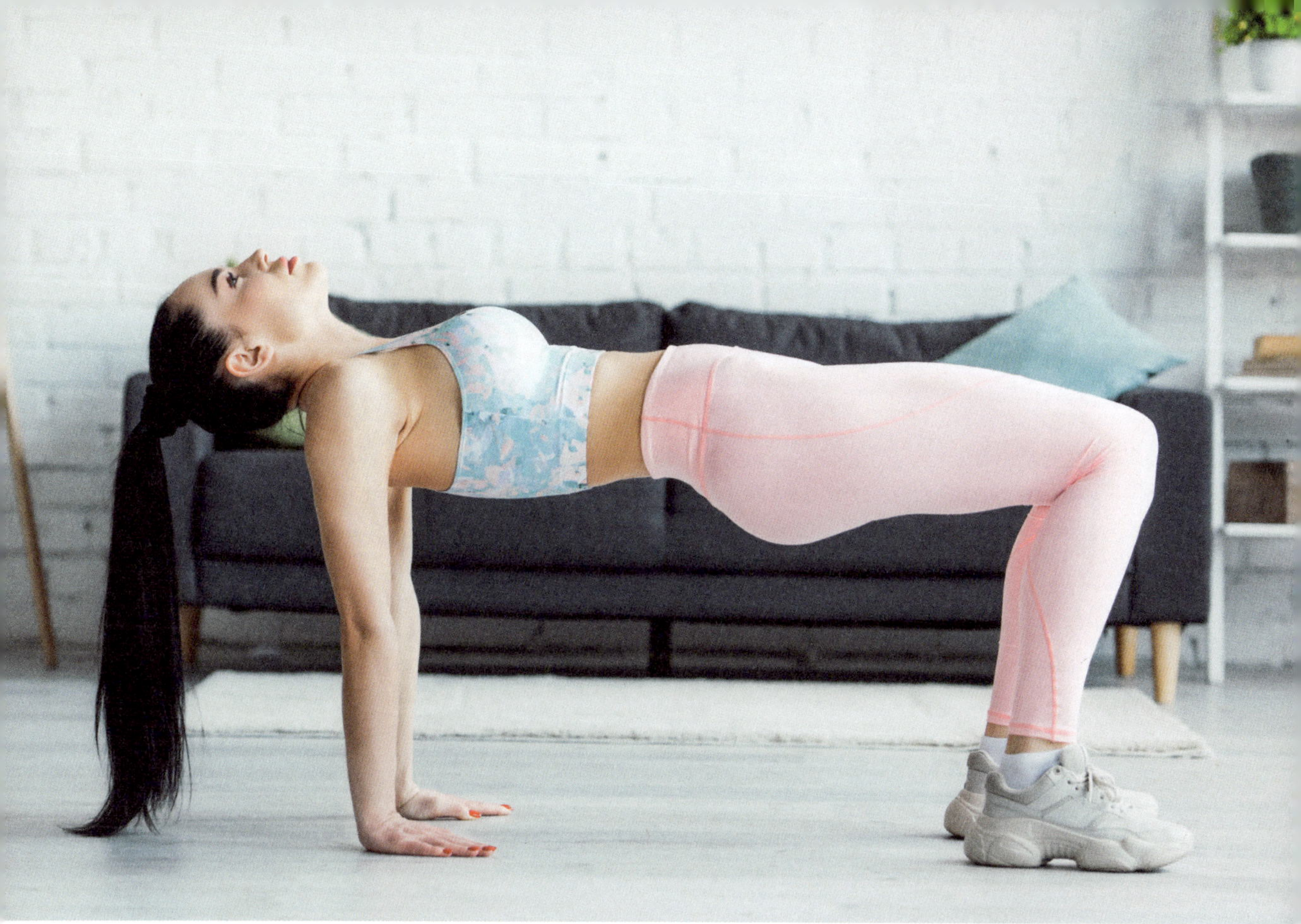

EXERCICE 2

La marche du crabe

1- Placez-vous en position de quatre pattes dorsal : les mains sous les épaules, les pieds sous les genoux et écartés de la largeur de votre bassin, le regard vers l'avant.

2- Faites simultanément un pas vers l'avant avec votre main droite et votre pied gauche, puis faites de même avec votre main gauche et votre pied droit.

3- Avancez ainsi de cinq pas vers l'avant, stoppez, puis faites cinq pas en marche arrière pour revenir à votre point de départ.

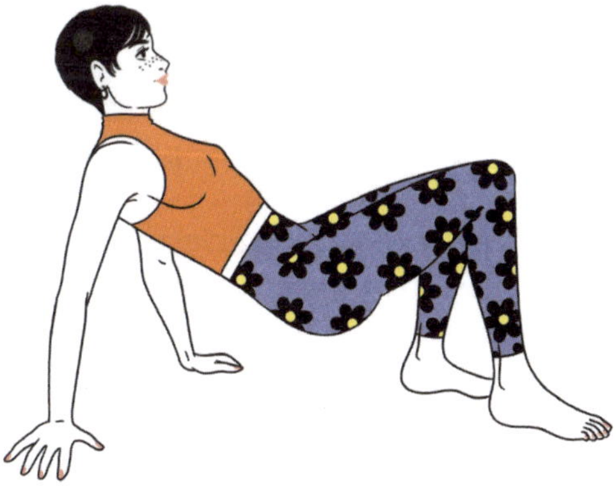

Jour 24

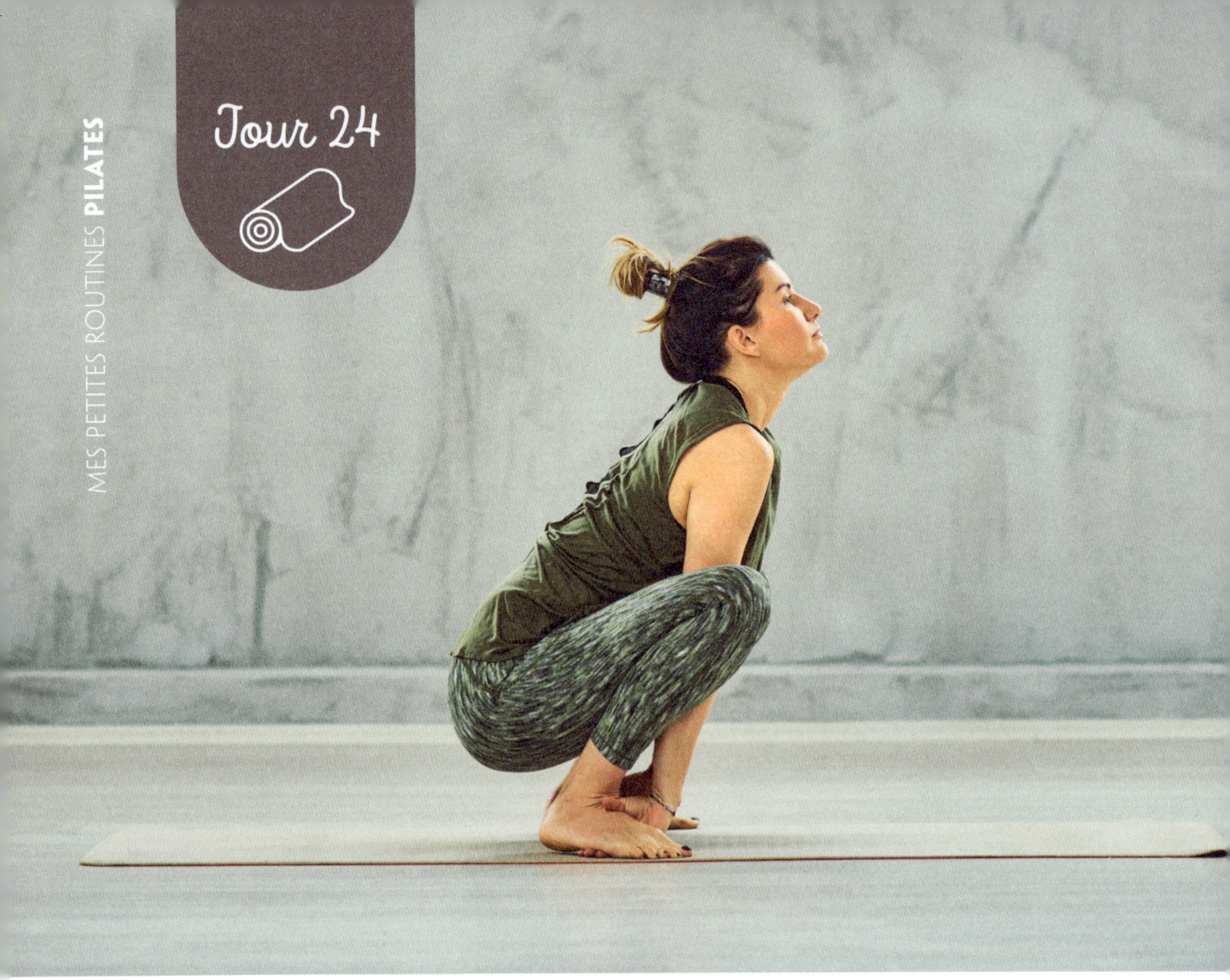

EXERCICE 3

La marche du singe

1- Placez-vous en position accroupie, les genoux ouverts plus larges que la largeur de vos épaules, les mains au sol, le regard vers l'avant.

2- Commencez par mettre un peu de fluidité en vous balançant légèrement de droite à gauche, simplement en déplaçant le poids de votre corps de droite à gauche, puis de gauche à droite.

3- Sur une expiration, prenez légèrement appui sur vos mains et poussez dans vos pieds pour faire un pas chassé sur le côté droit.

4- Répétez l'exercice en vous déplaçant vers la gauche pour revenir à votre point de départ.

5- Répétez sur cinq allers-retours.

EXERCICE 4

La marche du canard

1- Placez-vous en position accroupie, les genoux ouverts plus larges que la largeur de vos épaules, les pointes de pieds dirigées vers l'extérieur, les mains jointes devant la poitrine et le regard vers l'avant.

2- Déplacez votre poids de corps sur le pied gauche de façon à pouvoir faire un pas vers l'avant avec votre pied droit, puis déplacez votre poids de corps à l'opposé pour déplacer le pied gauche.

3- Répétez sur 10 pas.

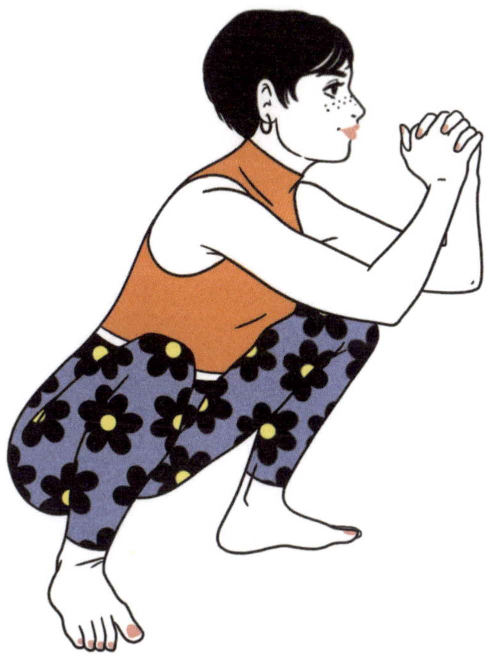

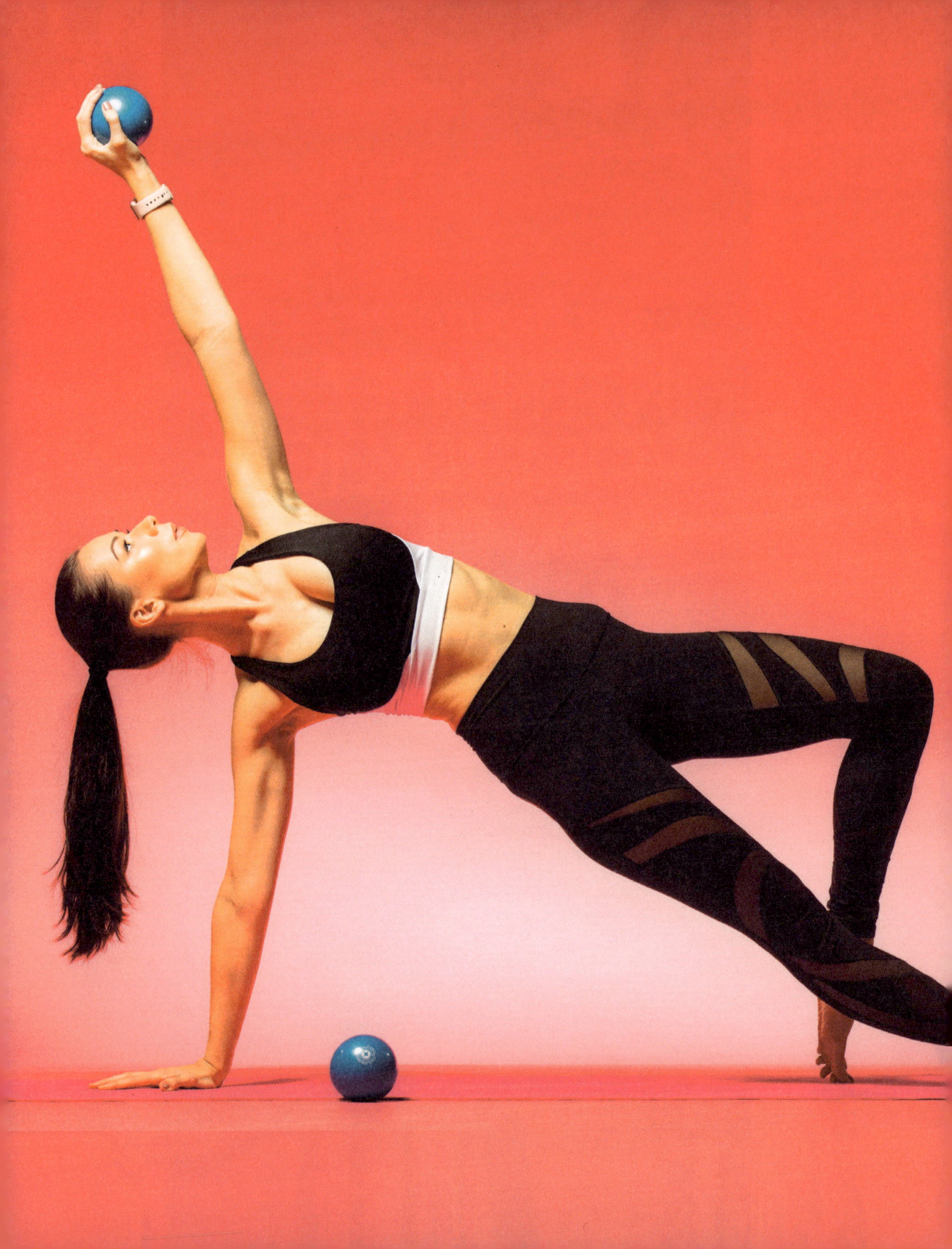

Conclusion

INTENSIFIEZ VOS EXERCICES **AVEC DU MATÉRIEL**

Vous avez désormais acquis les bases pour pratiquer en toute autonomie la méthode Pilates à la maison, mais que diriez-vous d'aller un peu plus loin ? Pourquoi ne pas intégrer du petit matériel dans vos routines, ou encore tester une de ces nouvelles disciplines hybrides inspirées du Pilates ? Vous l'aurez compris, il existe une multitude de possibilités pour faire varier vos exercices et vos sensations. Pour tous ceux que la routine dérange, cette conclusion est faite pour vous

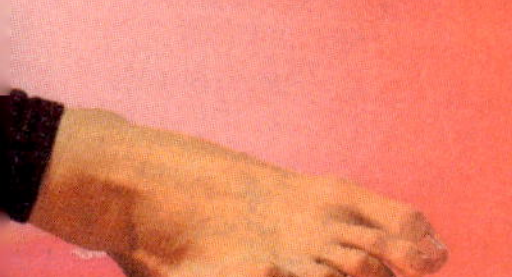

Conclusion

PILATES AVEC DU PETIT MATÉRIEL

- **Ballon paille :** c'est un petit ballon d'environ 25 cm, économique et qui ne prend pas de place car se dégonfle et se regonfle très facilement grâce à une paille. Vous pourrez à la fois l'utiliser pour vous mettre en instabilité et vous en servir comme résistance.
- **Magic Circle :** accessoire mythique en forme de cercle inventé par Joseph Pilates pour travailler contre résistance. Le Magic Circle peut se placer au niveau des chevilles, des genoux ou des mains, il sollicitera notamment les muscles de vos jambes et de vos bras.
- **Haltères :** accessoires très souvent utilisés en fitness et en musculation, il en existe de toutes les formes, de toutes les matières et de tous les poids. Pour le Pilates, faites attention à ne pas utiliser des haltères trop lourds. Privilégiez des haltères entre 500 g et 1,5 kg.
- **Swiss Ball :** ce gros ballon vous permettra de travailler votre stabilité. Le choix du Swiss Ball doit se faire en fonction de votre taille. Pour trouver le vôtre, testez-le. En position assise dessus, vous devriez avoir les genoux à hauteur des hanches.
- **Élastiques :** tout comme les haltères, il en existe de toutes sortes. Pour vos séances Pilates, privilégiez les élastiques en forme de bande et de taille assez longue (de 1,50 m à 2 m). Vous pourrez travailler contre résistance en tenant votre bande dans vos mains ou en la nouant autour de vos cuisses par exemple.

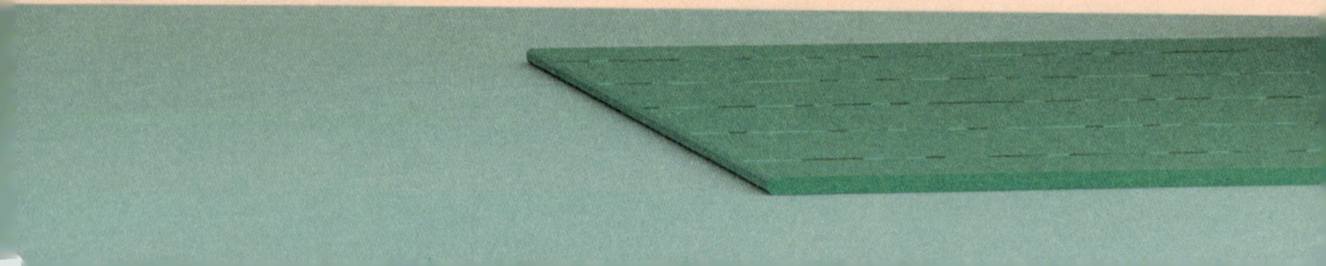

- **Bâton :** très facile d'utilisation, il vous servira principalement à travailler vos placements et vos alignements. Son gros avantage, c'est qu'il est très facilement remplaçable par un manche à balai. Vous avez toutes les raisons de l'utiliser.
- **Foam Roller :** accessoire cylindrique en mousse dure. Plus souvent utilisé en studio qu' à la maison, cet accessoire vous permettra de travailler en instabilité, mais il sera également un parfait outil pour vous masser et détendre vos muscles et vos fascias.
- **Petites balles :** idéales pour le massage, les petites balles pourront vous être très utiles pour détendre certains points de tension du corps. Vous en trouverez de différentes tailles, de différentes matières, avec ou sans picots, mais vous pouvez aussi tout simplement utiliser une balle de tennis. Testez le massage de la voûte plantaire, vous verrez, ça fait un bien fou.

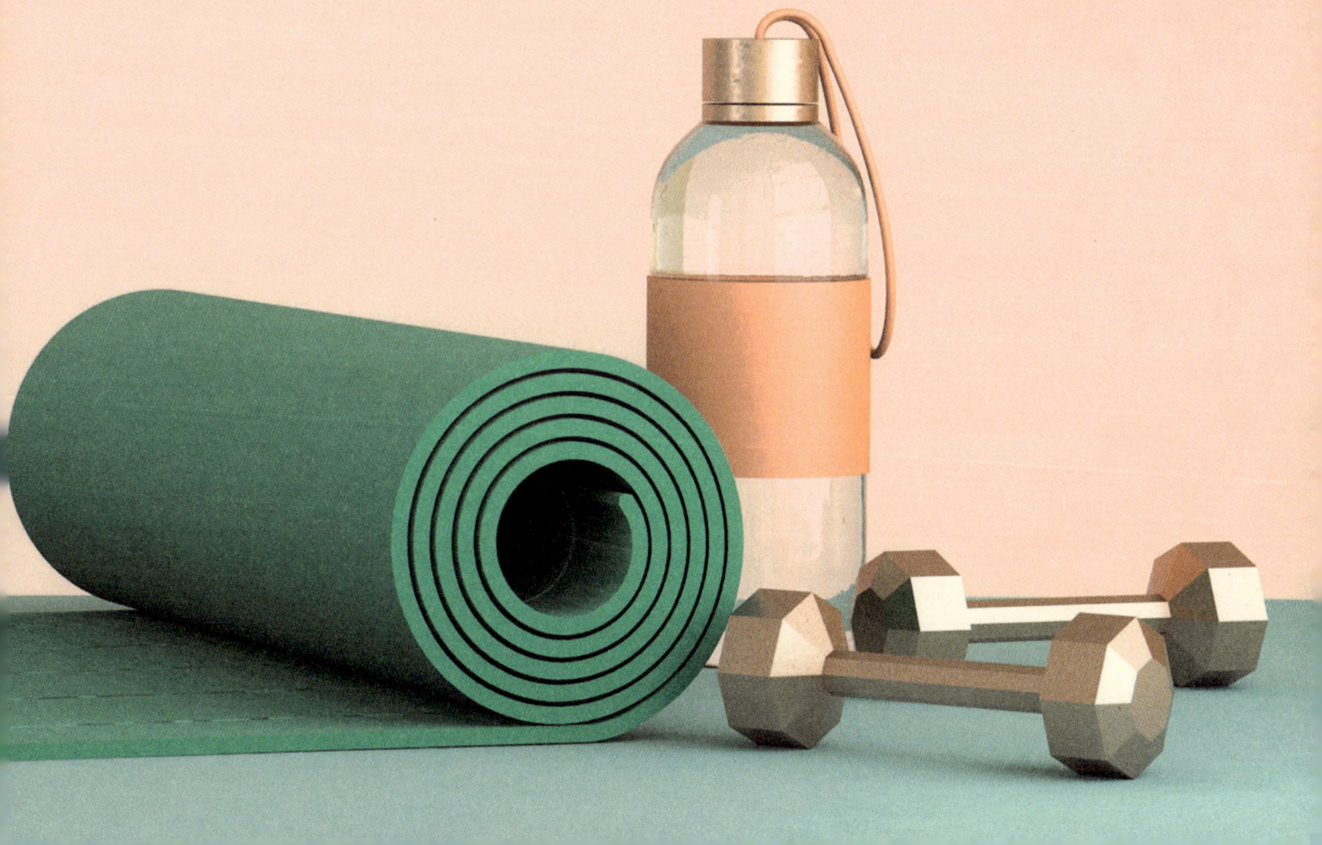

EXERCICES AVEC UN BALLON PAILLE

EXERCICE 1

La demi-planche avec le ballon

1- Placez-vous en position de demi-planche : genoux posés au sol à la largeur des hanches, bassin aligné entre les épaules et les genoux, une main en appui sur le sol, l'autre posée sur le ballon.

2- Engagez le centre du corps en tirant le nombril vers la colonne vertébrale pour vous placer en gainage.

3- Effectuez 5 cercles en faisant rouler le ballon au sol, puis 5 cercles dans l'autre sens, en essayant de ne rien bouger d'autre que votre bras.

4- Répétez la même chose avec l'autre main.

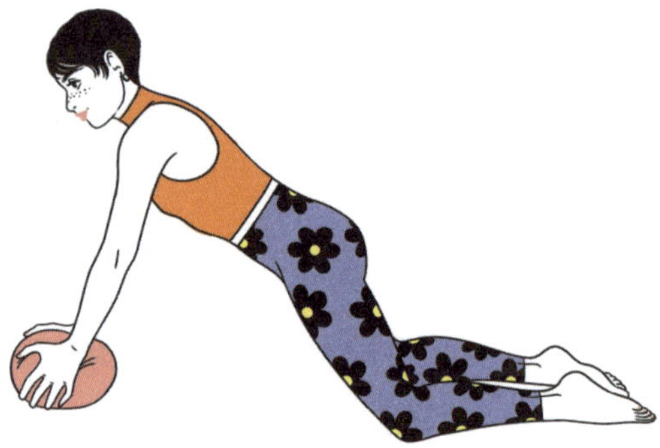

EXERCICE 2

Le pont avec le ballon entre les genoux

1- Placez-vous en position du pont sur les épaules (voir page 36).

2- Sur une expiration, pressez fortement le ballon entre vos cuisses.

3- Sur une inspiration, relâchez légèrement.

4- Répétez sur 15 respirations puis déposez votre colonne sur le sol, vertèbre après vertèbre.

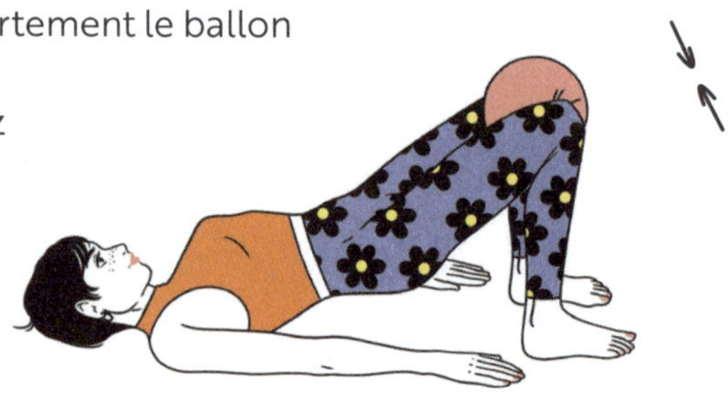

EXERCICE 3

Single leg stretch avec le ballon

1 - Allongez-vous en position de chaise renversée (voir page 32), le ballon placé sous le sacrum.

2 - Sur une expiration, engagez votre centre et avancez votre cuisse droite de manière à rapprocher votre pied du tapis. Tant que vous réussissez à maintenir votre bassin en position neutre, continuez à descendre votre pied ; par contre, si votre dos se met à cambrer, stoppez votre descente, vous venez d'atteindre votre limite.

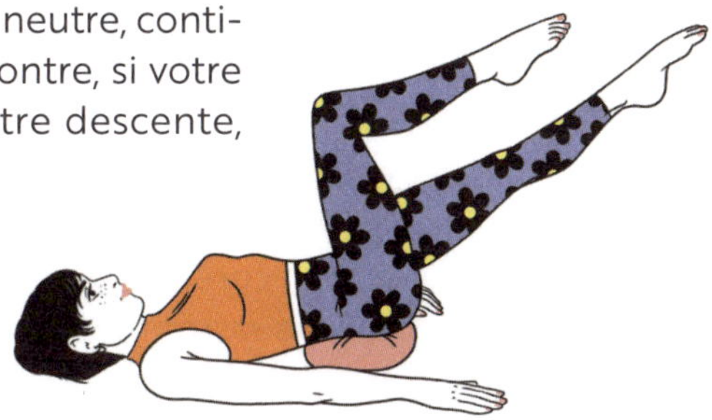

3 - Inspirez en remontant lentement votre jambe dans sa position initiale.

4 - Changez de côté et répétez 5 fois.

EXERCICE 4

Les crunchs avec le ballon sous les omoplates

1 - Allongez-vous sur le dos et placez votre ballon juste en dessous de vos omoplates, gardez les jambes fléchies et les pieds posés au sol à la largeur de vos hanches.

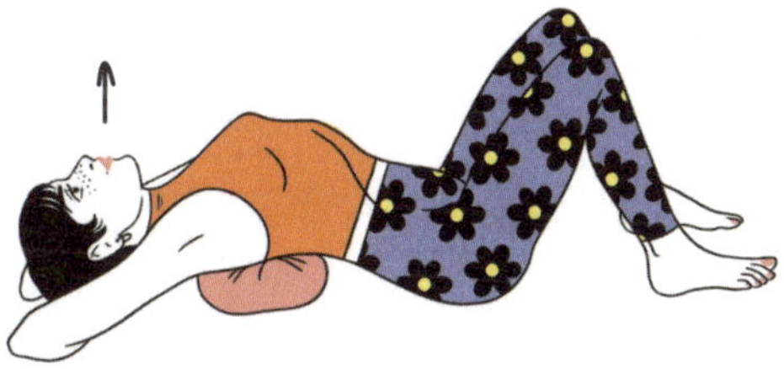

2 - Placez vos mains de chaque côté de vos oreilles et relâchez doucement votre tête sur le tapis.

3 - Sur une expiration, engagez le centre et décollez la tête et les épaules du tapis jusqu'à arriver à un alignement complet de votre buste.

4 - Sur une inspiration, revenez à votre position initiale.

5 - Répétez sur 10 respirations.

Conclusion

EXERCICES AVEC UN BÂTON

EXERCICE 1

La flexion de buste

1- Installez-vous en position assise sur vos talons et placez le bâton le long de votre colonne vertébrale en le maintenant de vos mains à chaque extrémité.

2- Allongez votre dos le plus possible de manière que votre colonne et votre bâton soient en contact tout du long.

3- Décollez ensuite le bassin de vos talons.

4- Sur une expiration, inclinez votre buste vers l'avant en gardant toujours l'alignement avec le bâton. Assurez-vous de garder le bassin en arrière des genoux pour ne pas tomber vers l'avant.

5- Sur une inspiration, redressez le buste.

6- Répétez 10 fois.

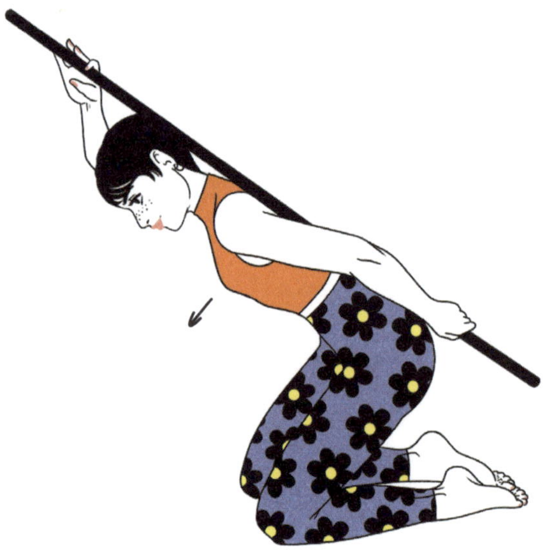

EXERCICE 2

La pagaie

1- Placez vous dans la position du « C » (voir page 51) en tenant votre bâton des deux mains à hauteur de vos épaules.

2- Sur une expiration, engagez le centre du corps et inclinez votre bâton vers la droite tout en accompagnant le geste avec vos épaules.

3- Sur une inspiration, revenez à votre position initiale, avant de répéter votre mouvement du côté gauche.

4- Ce geste est identique au mouvement de la pagaie.

5- Répétez sur 10 allers-retours.

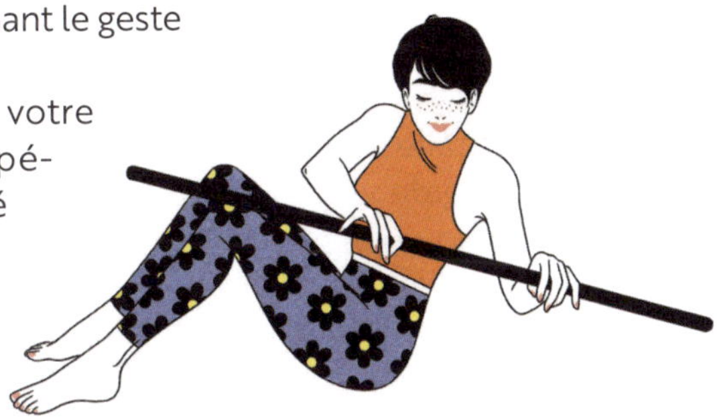

EXERCICE 3

Le single leg stretch avec bâton

1- Allongez-vous sur le dos en position de chaise renversée : bassin en position neutre, les cuisses perpendiculaires au sol, les mollets parallèles au sol et les bras le long du corps.

2- Maintenez votre bâton à l'horizontale contre vos deux cuisses.

3- Sur une expiration, tout en engageant le centre du corps, tendez votre jambe droite, et pressez votre bâton légèrement incliné vers la gauche contre votre cuisse gauche.

4- Sur une inspiration, revenez à la position de chaise renversée, le bâton à l'horizontale, puis changez de jambe.

5- Répétez de manière alternée, 5 fois de chaque côté.

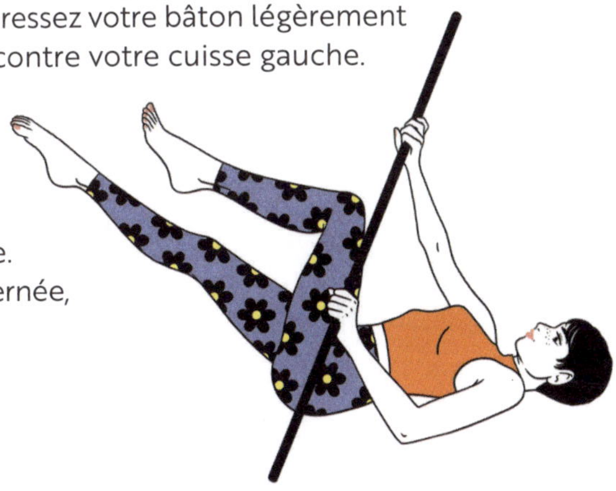

Conclusion

LES DISCIPLINES HYBRIDES

Le Pilates traditionnel tel que Joseph Pilates l'a créé est encore et toujours enseigné, mais cette discipline évolue chaque jour. Plus qu'une simple série d'exercices spécifiques, le Pilates est désormais très souvent enseigné comme une façon d'aborder le mouvement, la posture et les alignements. Finalement, ne pourrions-nous pas faire du Pilates dans n'importe quel mouvement à partir du moment où nous le faisons en conscience et en respectant les six principes de la méthode ? Le Pilates a des bienfaits qui ne sont plus à prouver, et de nombreuses disciplines ont cherché à l'intégrer dans leur pratique afin de développer des disciplines hybrides.

En voici quelques exemples :

- Le Pilates Fusion® : Pilates, yoga et barre au sol
- L'Aqua Pilates : Pilates et aquagym
- Le Piloxing® : Pilates, boxe et danse
- Le yogalates : Pilates et yoga
- Pilates Paddle : Pilates et stand up paddle en mer ou en piscine
- Pilates Power : Pilates et exercices cardio

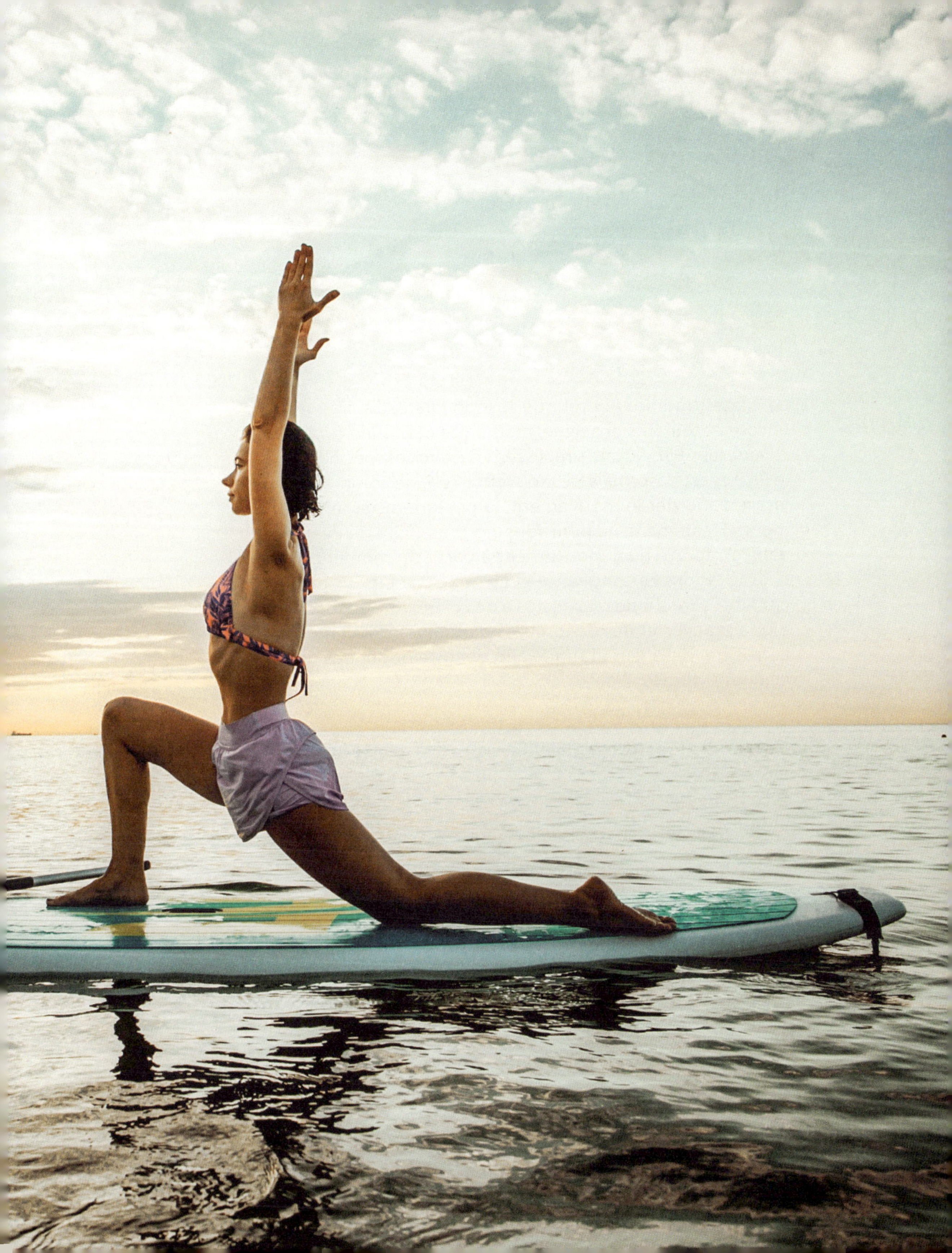

Achevé d'imprimer par Estella Graficas pour le compte des Éditions Marabout

(Hachette Livre) 58, rue Jean-Bleuzen, 92178 Vanves Cedex

Dépôt légal : août 2023

ISBN : 978-2-501-17637-8

6219231

PAPIER À BASE DE FIBRES CERTIFIÉES

hachette s'engage pour l'environnement en réduisant l'empreinte carbone de ses livres. Celle de cet exemplaire est de :

1,428 kg éq. CO_2

Rendez-vous sur www.hachette-durable.fr